# Exercícios abdominais sem riscos

Blandine Calais-Germain

**A autora agradece o precioso auxílio de:**

Antje Baumann
Anne Debreilly
Enrique Bruguera
Françoise Contreras
Stéphane Fernandes
Brigitte Hap
Christiane Mangiapani
Nuria Vives

# Exercícios abdominais sem riscos

**Blandine Calais-Germain**

Manole

Título original em francês: *Abdos sans risque*

Publicado mediante acordo com a Adverbum SARL.

Este livro contempla as regras do Novo Acordo Ortográfico da Língua Portuguesa.

Editor gestor: Walter Luiz Coutinho
Editora de traduções: Denise Yumi Chinem
Produção editorial: Priscila Mota, Paula Bauab e Rodrigo de Oliveira Silva

Tradução: Marcos Ikeda

Revisão técnica: Silvia Silva Gomes
Participante dos cursos da série *Anatomia para o movimento®*, de Blandine Calais-Germain
Pós-graduação em Biomecânica pela Universidade Gama Filho (UGF) e em Educação pela Universidade de Barcelona – Espanha
Bacharelado e licenciatura em Educação Física pela Universidade Estadual de Campinas (Unicamp)
Coordenadora dos estúdios Pilates Silvia Gomes

Revisão de tradução e revisão de prova: Depto. editorial da Editora Manole
Diagramação: Anna Yue
Adaptação da capa para a edição brasileira: Rafael Zemantauskas

Dados Internacionais de Catalogação na Publicação (CIP)
(Câmara Brasileira do Livro, SP, Brasil)

Calais-Germain, Blandine
Exercícios abdominais sem riscos / Blandine Calais-Germain ; [tradução Marcos Ikeda]. – Barueri, SP : Manole, 2013.

Título original: Abdos sans risque.
Bibliografia.
ISBN 978-85-204- 3291-4

1. Abdome – Músculos 2. Exercícios abdominais 3. Exercícios físicos I. Título.

13-01123 CDD-613.71

Índices para catálogo sistemático:
1. Exercícios abdominais : Educação física 613.71



Edição brasileira – 2013

Direitos em língua portuguesa adquiridos pela:
Editora Manole Ltda.
Av. Ceci, 672 – Tamboré
06460-120 – Barueri – SP – Brasil
Fone: (11) 4196-6000
Fax: (11) 4196-6021
www.manole.com.br
info@manole.com.br

Impresso no Brasil
*Printed in Brazil*

# Sumário

# Abdominais: músculos tão famosos quanto desconhecidos

Este livro convida o leitor a compreender e avaliar melhor os riscos associados a certos exercícios abdominais.

Para manter ou recuperar a forma, é comum "fazer abdominais" - exercícios de fortalecimento muscular frequentemente ensinados nas academias de ginástica.

**Um exercício abdominal, entretanto, nunca é inofensivo**, pois movimenta regiões centrais do corpo:
- a coluna vertebral;
- a medula espinal;
- a região abdominal e seu assoalho (períneo);
- os órgãos da respiração, da circulação e da digestão.

Podemos prejudicar essas estruturas com exercícios mal executados ou protegê-los com um trabalho adequado.

*Exercícios abdominais sem riscos* permite explorar essa região tão importante e analisar os exercícios mais comuns.

# Como utilizar este livro

**Uma leitura em diversos níveis:**
- texto em negrito para informações essenciais;
- texto em itálico para destacar um conceito;
- texto em caracteres menores para informações mais detalhadas;
- quadros com diferentes funções:

**informação complementar**

**atenção: precauções a serem tomadas**

**detalhe anatômico que pode ser facilmente reconhecido no próprio corpo por meio da observação ou da palpação**

**no final da página, o que se deve lembrar**

**Possibilidade de escolher os capítulos segundo seu interesse:**
- conhecer primeiro os riscos associados aos exercícios abdominais (p. 75);
- compreender as bases dos "bons exercícios abdominais" (p. 64-69);
- obter uma descrição detalhada da estrutura anatômica (p. 15-31);
- realizar diretamente exercícios (p. 117).

## Aviso

***Exercícios abdominais sem riscos* não se destina exclusivamente a profissionais da área da saúde,** mas a todas as pessoas que queiram compreender, melhorar ou ensinar essa prática.

**Assim, alguns termos foram escolhidos por sua facilidade de compreensão.**
Por exemplo, a palavra *"perna"* indica o conjunto do membro inferior, como no uso coloquial. Expressões como *"deitado de costas"* ou *"deitado de bruços"* foram preferidas em relação a *"decúbito dorsal"* ou *"decúbito ventral"*; do mesmo modo, "coluna lombar" foi adotado em vez de "parte lombar da coluna vertebral"; e a palavra *"curvatura"* foi usada com frequência em vez da palavra *"lordose"*.

**Igualmente, às vezes utilizamos o termo "abdominais"** para indicar tanto o exercício destinado a fortalecer os músculos abdominais quanto os próprios músculos.

# 1

# O que são os abdominais?

# Introdução

## Começamos a exercitar nossos abdominais desde muito cedo

**No nascimento, o recém-nascido contrai fortemente os músculos abdominais para forçar o primeiro choro. Alguns instantes antes, sua mãe contraiu esses mesmos músculos para a impulsão final do parto.**

Mais tarde, esses músculos acompanham todas as nossas emoções: nós os contraímos quando choramos, rimos, quando ficamos com raiva ou sentimos medo.
Eles atuam a cada vez que falamos, e até mesmo em nossa respiração.

Os músculos abdominais influenciam os movimentos das vísceras alterando o tônus.

Eles intervêm frequentemente nos movimentos do corpo, acompanhando ou direcionando os movimentos do tronco; também podem estabilizá-lo, permitindo o jogo de amplitude dos braços e das pernas.

## Trabalhamos os músculos abdominais muito além das academias de ginástica

Alguns exemplos:

Cantar ou falar em público exige um trabalho intenso dos músculos abdominais: a mudança na altura e intensidade da voz requer uma variação constante em sua força.

Durante uma sessão de relaxamento, os abdominais não trabalham em contração. Saber descontraí-los é tão importante como saber contraí-los.

O tai-chi-chuan e o qi gong (chi kung) alteram constantemente a mobilidade dos braços e das pernas na posição em pé. Os músculos abdominais são solicitados a fim de manter o tronco na vertical e também para conter as vísceras.

Várias posturas de yoga também solicitam esses músculos.

Em uma sessão de flexão de braços, os músculos abdominais sustentam o tronco e impedem que a barriga fique "solta".

Na dança, esses músculos são solicitados para estabilizar ou mobilizar a pelve.

# Qual a diferença entre *abdominais, abdome e fazer abdominais?*

## Os abdominais

**Trata-se de um grupo de quatro pares de músculos planos, que circundam parcialmente o abdome**.

Dois deles encontram-se na frente do abdome: **são os retos do abdome.**

Os outros seis encontram-se nas laterais da cintura: são **os transversos**, **os oblíquos internos** e **os oblíquos externos**. Eles formam uma capa composta por três camadas musculares sobrepostas.

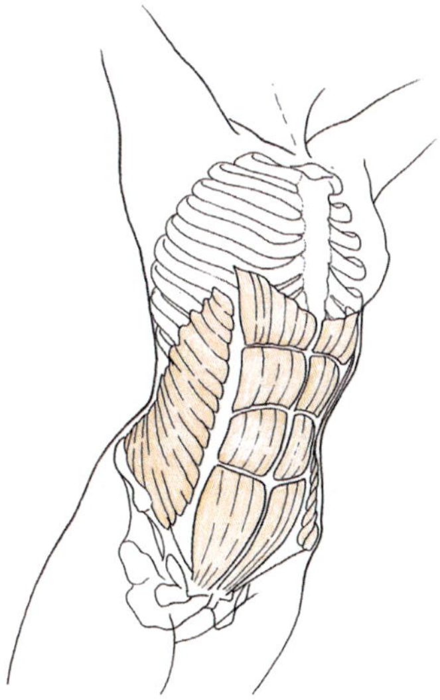

Assim, os abdominais formam uma espécie de avental na frente e nas laterais do abdome.

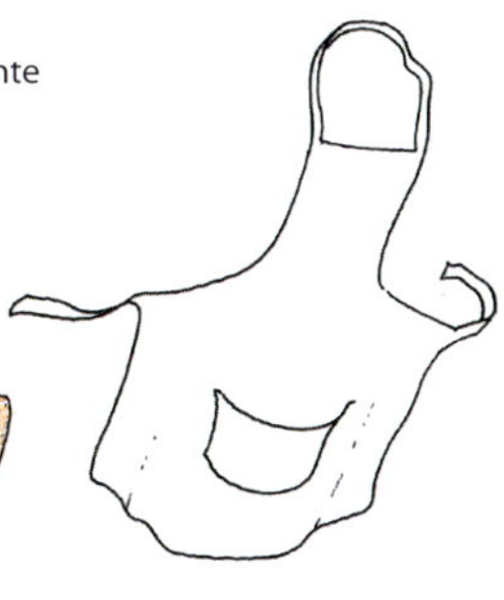

Os oblíquos externos

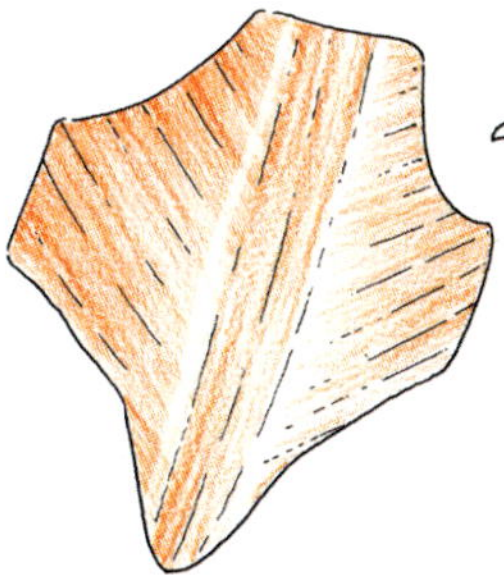

Os retos do abdome

## O abdome

É o conjunto de vísceras que se encontram abaixo do diafragma, na cavidade abdominal.
Acima do diafragma, encontra-se o tórax, contido na cavidade torácica.

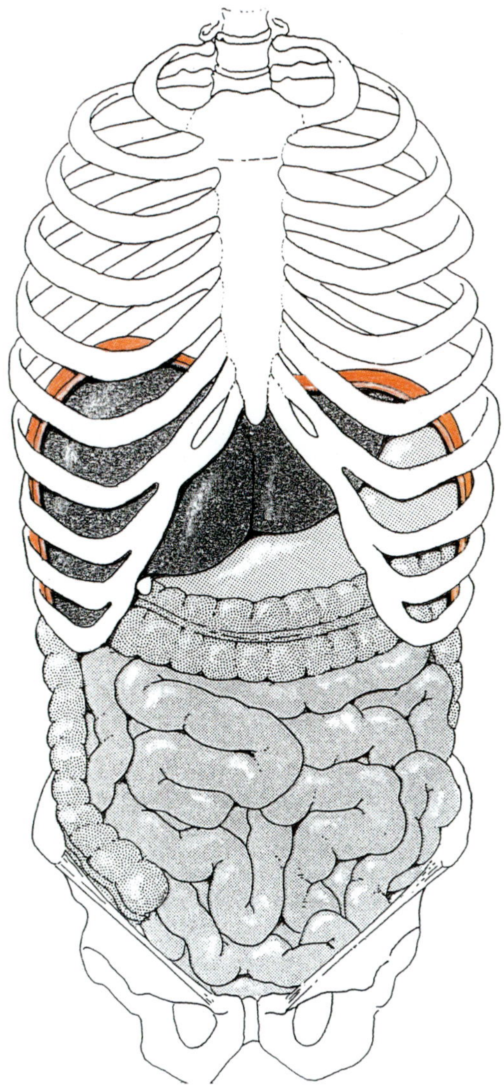

## Fazer abdominais

Consiste em realizar exercícios que **fortalecem** os músculos abdominais.

# Os abdominais têm **um duplo papel**

1

Eles se fixam a vários ossos do tronco: costelas, esterno, vértebras e pelve.
**Portanto, eles podem mobilizar esses ossos entre si. Este é o seu papel esquelético.**

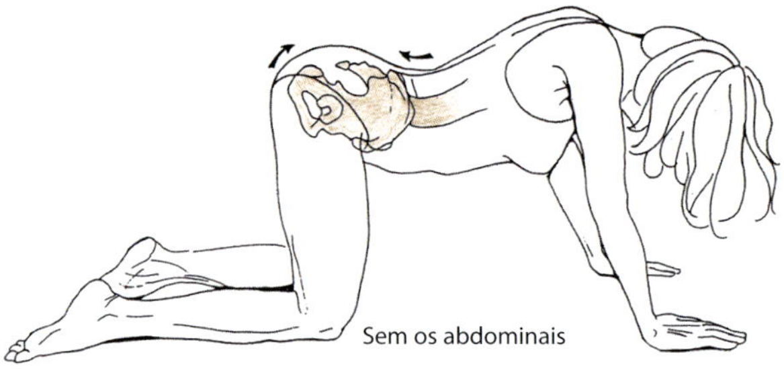

Sem os abdominais

Por exemplo, vemos aqui os abdominais que flexionam o tronco aproximando a pelve e o esterno.

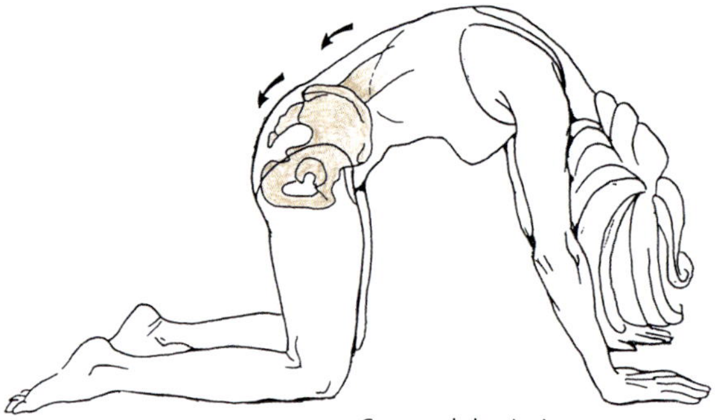

Com os abdominais

Essa função esquelética varia muito de acordo com os quatro músculos abdominais, já que eles não possuem a mesma forma.

2

No entanto, os abdominais também fazem parte do envoltório das vísceras do abdome: a cavidade abdominal.
**Ao contrair, eles podem deformar, mobilizar ou fixar o volume visceral, de modo semelhante a uma bolsa de água quente. Este é o seu papel visceral.**

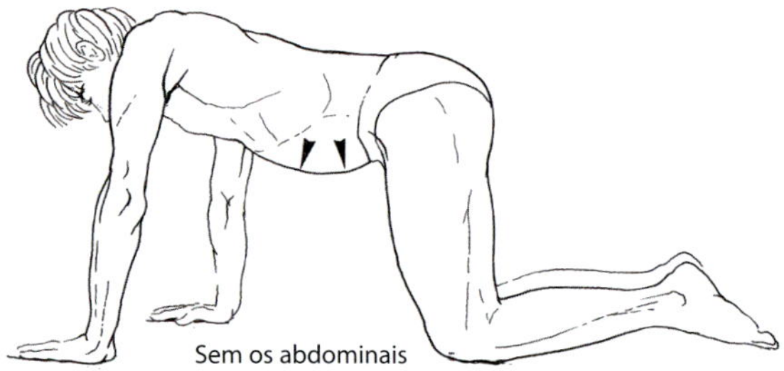

Sem os abdominais

Por exemplo, vemos aqui os abdominais que contraem o abdome, deixando o tronco imóvel.

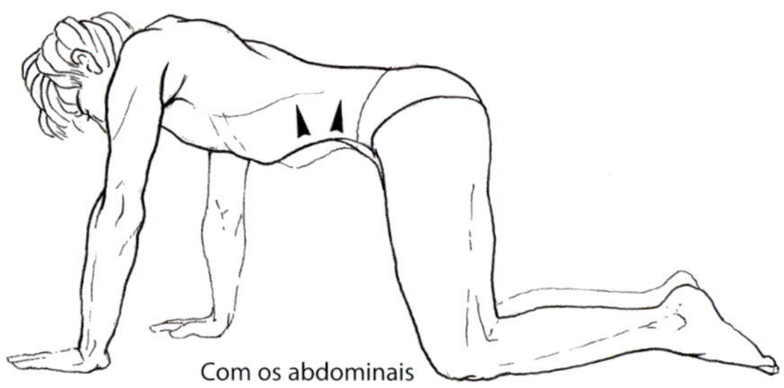

Com os abdominais

*Essas duas funções,* ***esquelética*** *e* ***visceral****, geralmente ocorrem ao mesmo tempo, o que algumas vezes dificulta sua percepção durante a observação de um exercício abdominal. Essa dupla função com frequência perturba a análise dos efeitos do movimento.*

*Por essa razão, neste livro serão sempre diferenciados o papel esquelético e o papel visceral dos abdominais.*

# O que é a **cavidade abdominal?**

**Ela contém as vísceras do abdome** (nós a confundimos frequentemente com os abdominais).
Essa cavidade é formada por **regiões ósseas e músculos.**

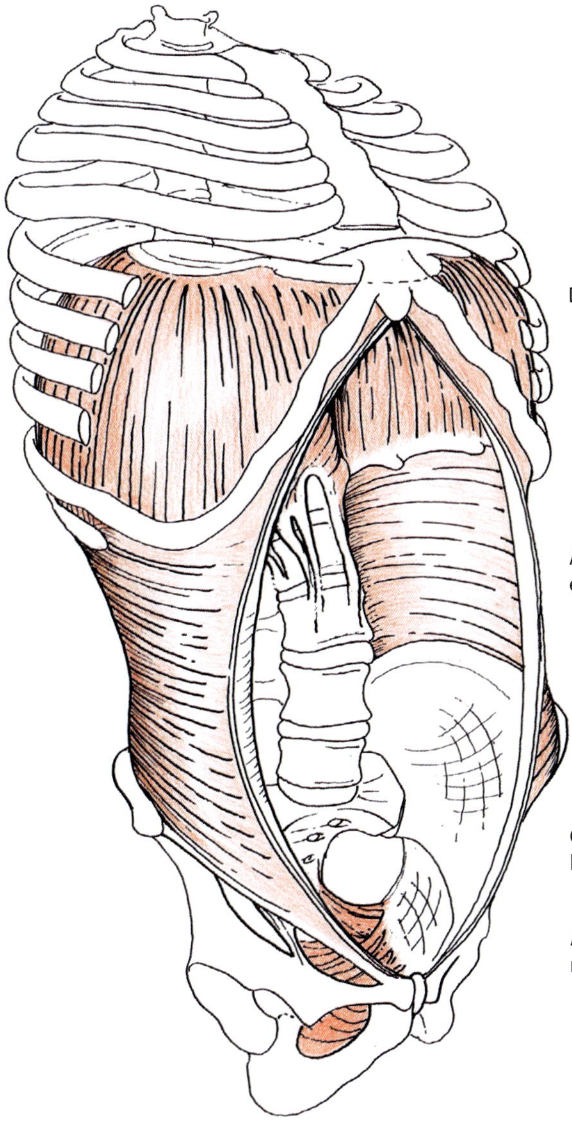


*A palavra "cavidade" não é completamente adequada, pois evoca a imagem de um recipiente rígido, como uma caixa.*
*Contudo, a cavidade abdominal é bastante deformável, em todos os sentidos, por causa dos músculos que a compõem, mas também em virtude das diversas articulações entre seus ossos:*
*– existem articulações entre as vértebras;*
*– existem várias articulações na caixa torácica.*
*Além disso, as costelas são ossos que podem se deformar, sobretudo as inferiores, as quais possuem estreita relação com os músculos abdominais.*

# Os retos do abdome

**15** Onde estão localizados os retos do abdome?
**16** Como o reto do abdome age sobre o esqueleto?
**17** Como o reto do abdome age sobre as vísceras?

# Onde estão localizados **os retos do abdome?**

## Descrição

Existem dois retos do abdome: um à direita e um à esquerda da linha mediana do abdome. **Entre os músculos abdominais, os retos do abdome são os únicos localizados anteriormente.** Eles formam a única camada de músculos na frente do abdome.

São músculos muito conhecidos por causa de sua forma: as fibras contráteis (vermelhas) são entremeadas por áreas não contráteis (esbranquiçadas).

*Isso confere ao músculo sua forma típica de "tanquinho".*

## Inserção

**Superiormente, cada reto do abdome fixa-se, em grande parte, em cada lateral do esterno, sobre as cartilagens costais 5, 6 e 7.**
Eles descem quase diretamente na frente no abdome, tornando-se mais estreitos.
**Inferiormente, eles se fixam na frente da pelve: no púbis.**

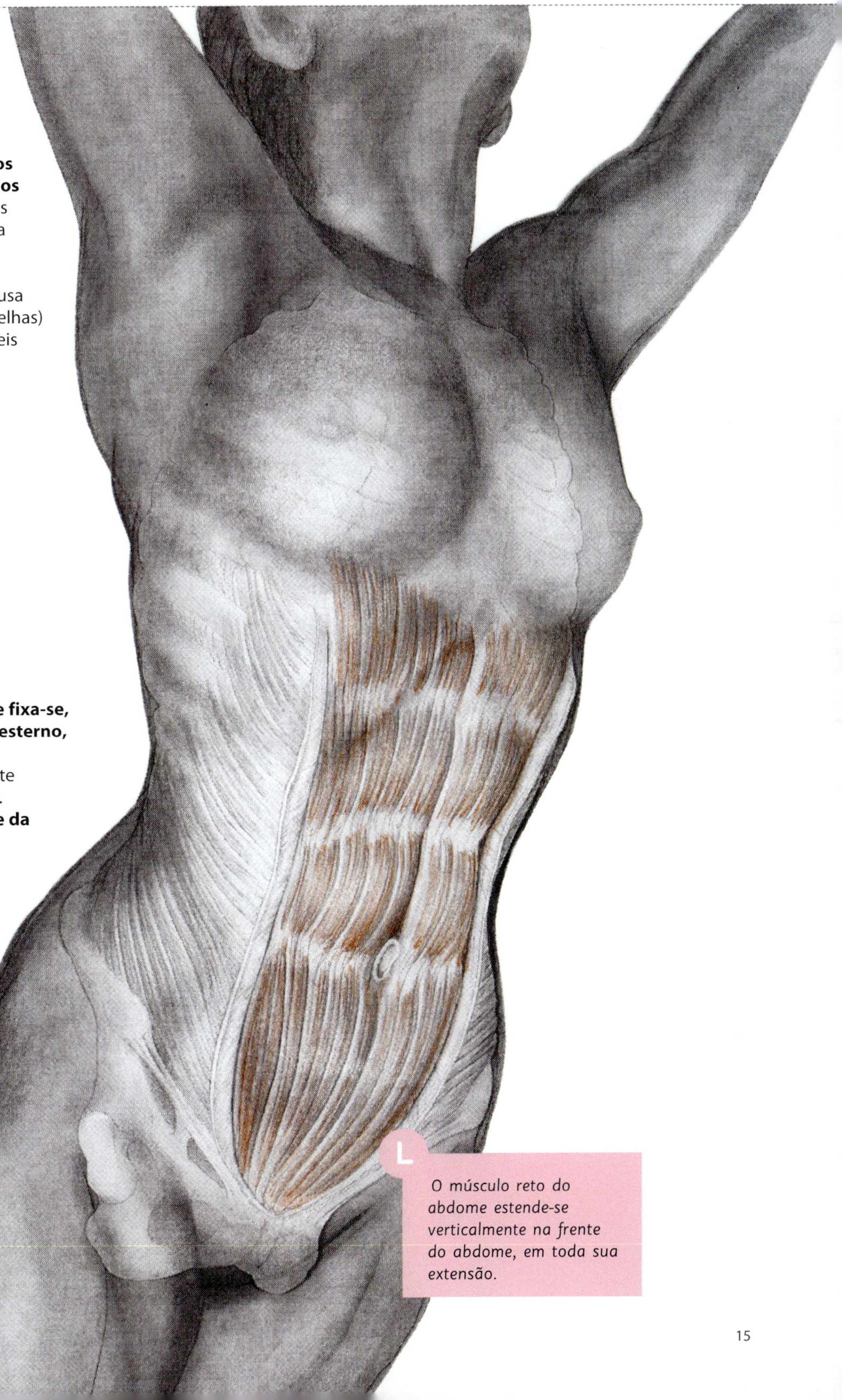

*O músculo reto do abdome estende-se verticalmente na frente do abdome, em toda sua extensão.*

# Como o reto do abdome age sobre **o esqueleto?**

1

**Ele pode tracionar a pelve.**
Esse músculo desloca o púbis em direção ao esterno: a pelve se "endireita" (a porção inferior das costas se arredonda e as nádegas se achatam um pouco). Esse movimento da pelve é denominado **retroversão.**

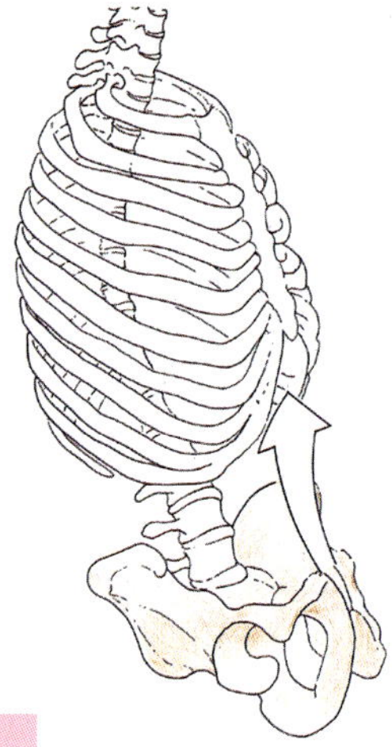

*O reto do abdome pode **causar** a retroversão. Ele pode **fixar** a pelve em retroversão e **impedi-la** de ir no sentido inverso.*

2

**Ele pode tracionar o esterno** e a parte anterior da caixa torácica em direção à pelve: **as costelas descem.**

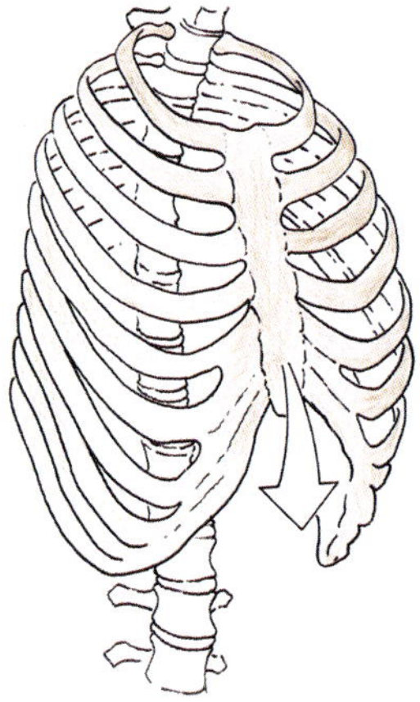

*O reto do abdome pode **abaixar** as costelas. Ele pode **fixá-las** nessa posição e **impedi-las** de subir. (Observe que, quando as costelas são abaixadas dessa maneira, temos a tendência de realizar uma expiração.)*

3

Indiretamente, ele pode mobilizar certas partes da coluna vertebral. A partir de sua tração sobre a pelve e/ou as costelas, ele arredonda as costas a meia altura.

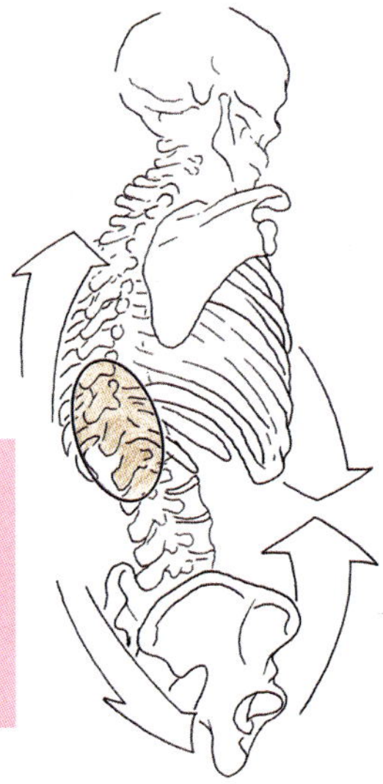

*O reto do abdome pode **provocar** essa flexão da coluna. Ele pode **fixá-la** nessa posição e **impedir** que ela vá no sentido inverso (p. ex., pode impedi-la de se curvar).*

!

*Aqui, é necessário que sejam feitas três observações:*
*– o reto do abdome não age diretamente sobre a coluna, pois ele não se fixa em nenhuma vértebra;*
*– sua ação vai da parte inferior da caixa torácica até a pelve e envolve as vértebras torácicas inferiores, as vértebras lombares e os "eixos" toracolombar e lombossacral;*
*– entre todas essas regiões, a mais móvel em flexão é o eixo toracolombar. Dessa maneira, o reto do abdome atua preferencialmente sobre essa área. Isso significa que ele tende a arredondar as costas na região das costelas inferiores antes de arredondá-las na região inferior da cintura. Ou seja, ele arredonda o meio das costas mais do que retifica a região lombar. Se desejarmos que ele retifique essa região, será necessário primeiro impedir que o meio das costas flexione.*

L

*Situados em sentido longitudinal na frente do tronco, os retos do abdome mobilizam-no diretamente para a frente, de modo simétrico.*

# Como o reto do abdome age sobre **as vísceras?**

**Ao contrair-se, esse músculo leva as vísceras para trás, aproximando-as da coluna.**

! O volume visceral não diminui. Isso é impossível porque as vísceras são como uma massa líquida não compressível. Elas mudam de forma, podendo deslocar-se tanto para as laterais do abdome quanto para cima (em direção ao tórax) ou para baixo (em direção à pelve).

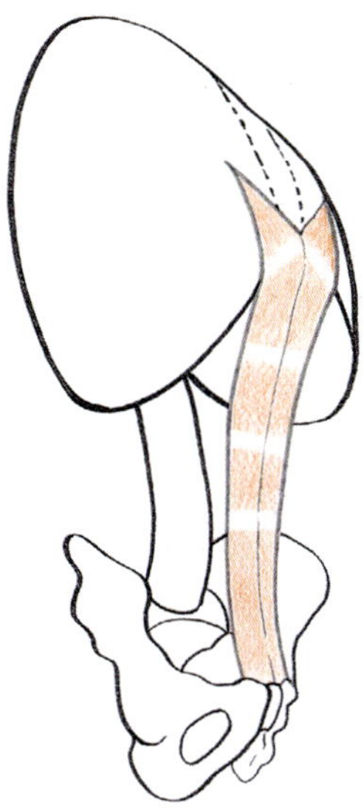

**Raramente o reto do abdome se contrai em sua totalidade: ele pode se contrair por áreas.**
Por exemplo, ele pode se contrair unicamente:

abaixo das costelas

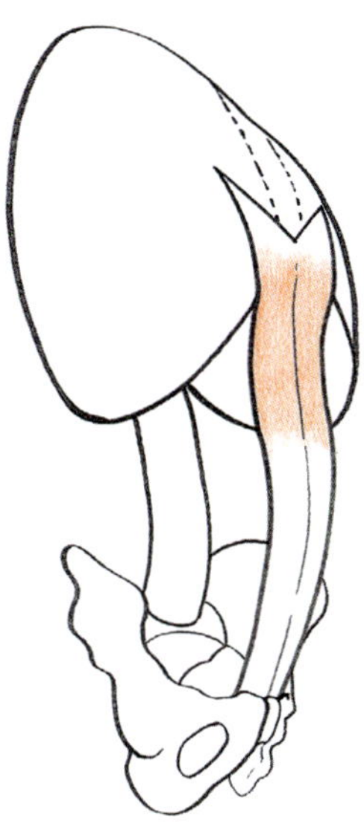

na altura do umbigo

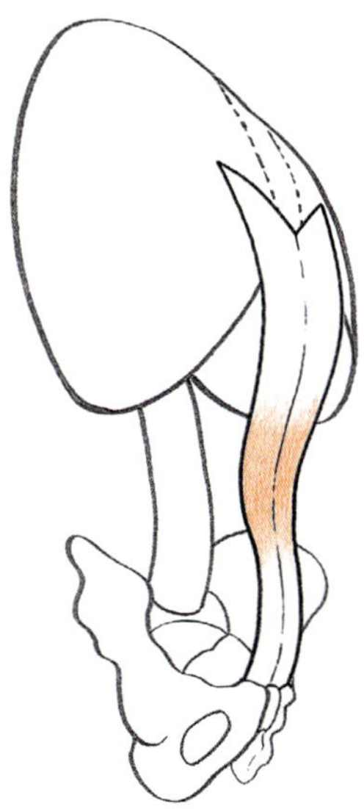

acima da pelve

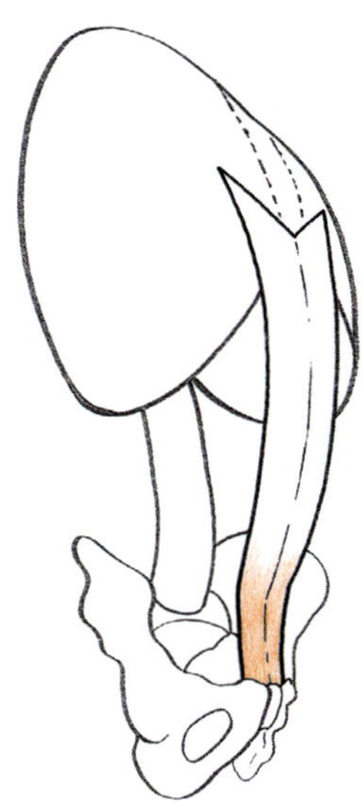

**Dessa maneira, podemos contrair o abdome de modo escalonado.**

Também podemos mobilizar o abdome por meio de **contrações sucessivas dos níveis do reto do abdome que, dessa forma, é capaz de conduzir as vísceras em direção à pelve ou em direção ao tórax.**

*O reto do abdome é o grande mobilizador do abdome, fazendo seu conteúdo subir ou descer. Sua ação se une frequentemente à dos outros músculos abdominais, mas é ele que tem mais influência sobre o sentido de deslocamento das vísceras.*

# Os músculos "largos" e a linha alba

## Os músculos "largos"

Entre os músculos abdominais, aqueles localizados nas laterais são denominados *músculos largos* (em oposição à forma alongada do reto do abdome, situado anteriormente).

Existem três músculos largos, à direita e à esquerda, sobrepostos em três camadas que se recobrem quase que completamente.

**Do mais profundo ao mais superficial, são eles:**
**– o transverso,**
**– o oblíquo interno,**
**– o oblíquo externo.**

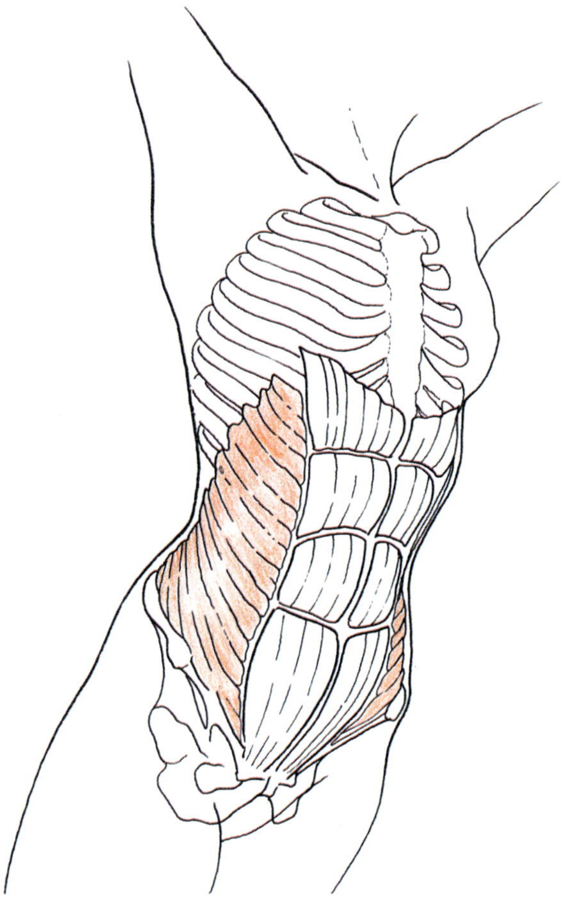

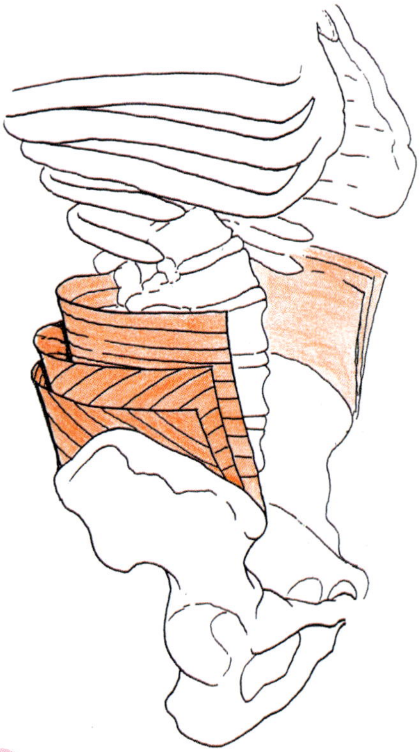

Essa camada tripla pode ser muito fina nos indivíduos magros. Por outro lado, ela pode ultrapassar o volume da pelve nos indivíduos musculosos. Atenção: também pode haver um volume por causa da gordura, o que não tem relação com o músculo.

## A linha alba

**Na parte da frente do abdome, todos os prolongamentos (aponeuroses) dos músculos abdominais, do lado direito e do esquerdo, se reencontram, misturando suas fibras. Esse entrelaçamento é chamado de *linha alba*.**

L

Trata-se de uma linha de força. Entretanto, nessa linha, existem áreas mais fracas, nas quais podem se desenvolver hérnias (ver Hérnias da linha alba, p. 43).

# O que são
# as aponeuroses dos músculos abdominais?

**Como qualquer outro músculo, quando olhamos os abdominais, vemos vermelho e branco. Dessa maneira, cada um dos músculos abdominais possui duas partes:**
– uma parte "vermelha", composta por fibras contráteis (que podem diminuir de comprimento ativamente), é a parte "ativa";
– uma parte que se assemelha a tecidos esbranquiçados. Essa estrutura não é contrátil. São as aponeuroses do músculo e podem ter duas formas e duas funções:
• em alguns locais, elas envolvem o músculo, como uma bainha;
• em outros, elas prolongam a área contrátil como uma cobertura de tecido fibroso que pode ser tracionada (no caso dos abdominais, esses prolongamentos estão localizados na frente do abdome e são denominados aponeuroses anteriores).

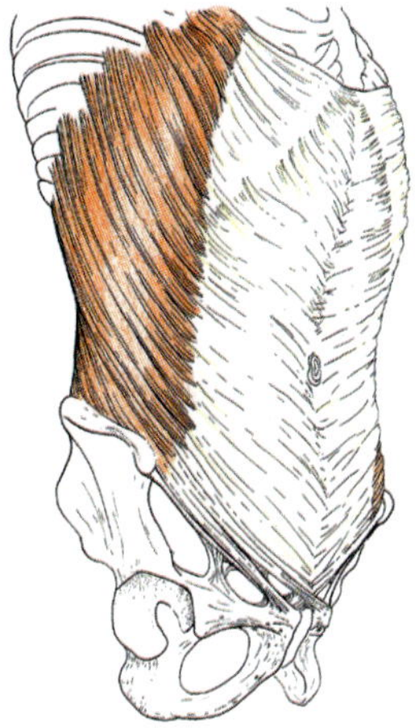

Aqui, os oblíquos externos e suas aponeuroses

## As aponeuroses anteriores dos músculos largos

**Cada músculo "largo" é envolvido por duas aponeuroses:** uma profunda e uma superficial. Portanto, existem ao todo seis aponeuroses. A parte contrátil dos músculos largos termina na frente do abdome.

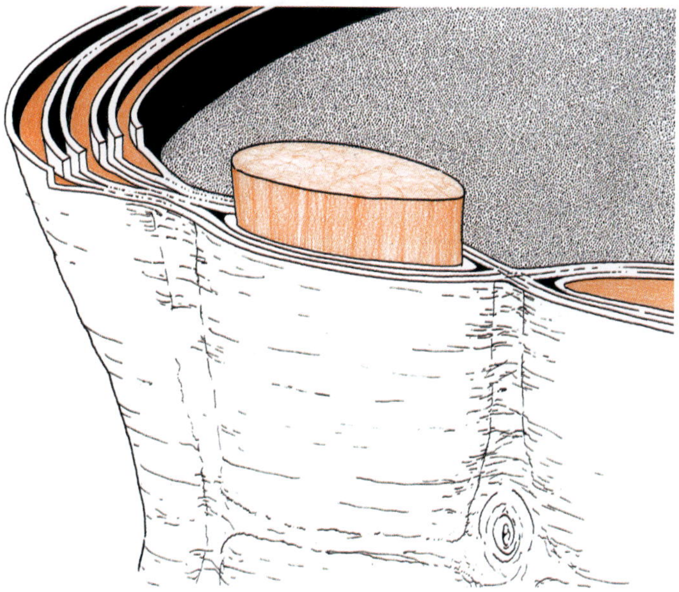

As seis aponeuroses ficam sobrepostas (como uma capa). Primeiramente, elas estão unidas.

A seguir, são redistribuídas*, para envolver os retos do abdome

antes de se unirem novamente sobre a linha mediana do abdome, formando a linha alba.

** É uma disposição bem complexa que varia de acordo com os níveis:*
*– nos dois terços superiores do abdome, as aponeuroses do transverso e a aponeurose profunda do oblíquo interno passam por trás dos retos do abdome, enquanto as aponeuroses do oblíquo externo e a aponeurose superficial do oblíquo interno passam na frente dos retos do abdome.*
*– no terço inferior do abdome, todas as aponeuroses dos músculos largos passam na frente dos retos do abdome.*
*Essa área é visível na parte inferior do abdome, formando uma linha horizontal abaixo da qual o abdome parece mais "retraído".*

# Os transversos

**21** Onde estão localizados os transversos?
**22** Como o transverso age sobre o esqueleto?
**23** Como o transverso age sobre as vísceras?

# Onde estão localizados **os transversos?**

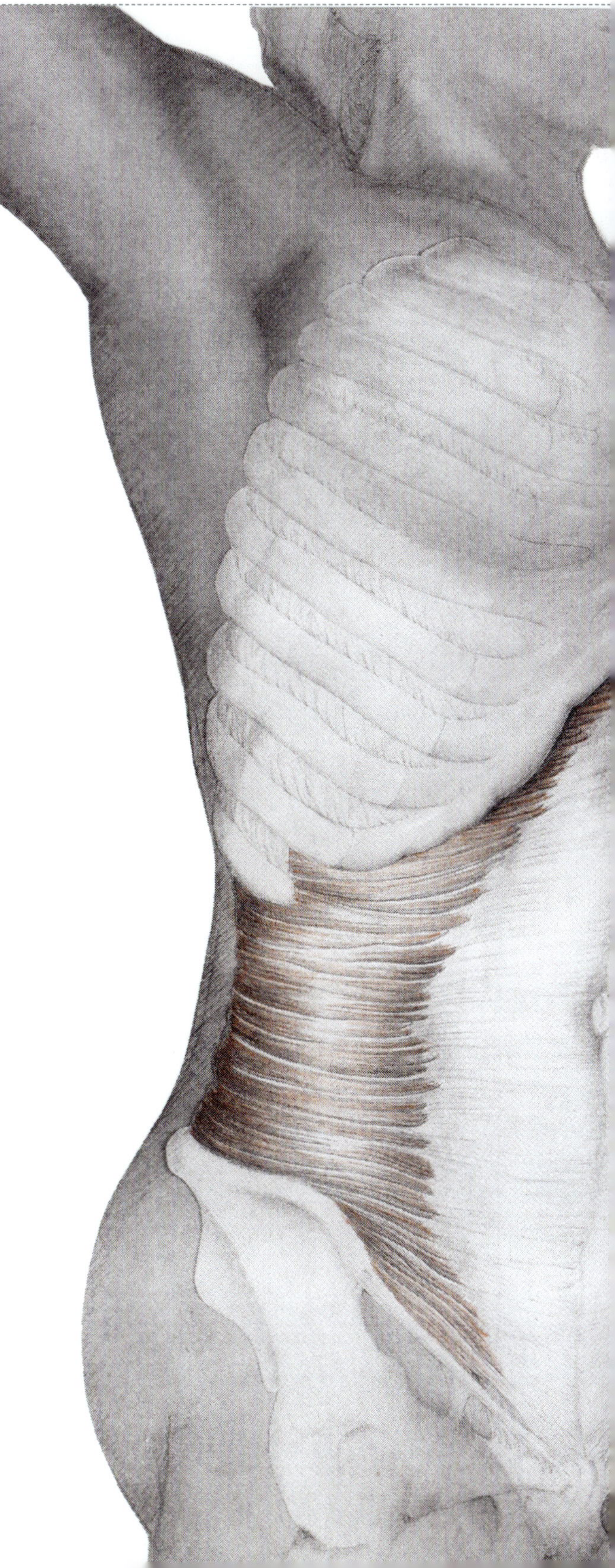

## Descrição

Existe um músculo transverso à direita e outro à esquerda.
**Entre os três músculos localizados nas laterais da cintura (os "largos"), o transverso é o mais profundo.** Ele está quase em contato com as vísceras, separado delas apenas por uma fáscia. Duas camadas de abdominais o recobrem.

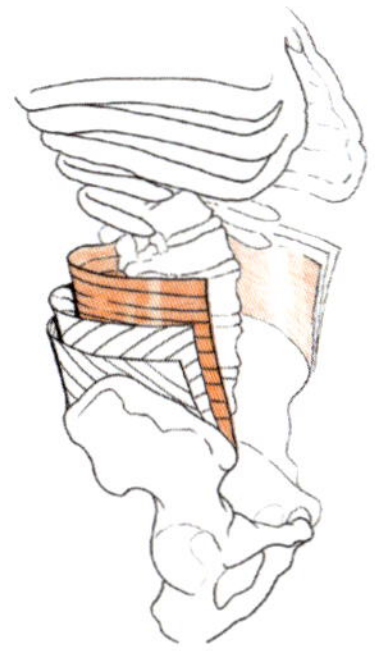

## Inserção

**Superiormente, o músculo se fixa na face profunda da caixa torácica,** em sua parte inferior.

**Inferiormente, ele se fixa na pelve,**
onde colocamos as mãos sobre os quadris: a crista ilíaca.
Esse músculo se prolonga sobre o ligamento inguinal, o qual acompanha a prega inguinal.

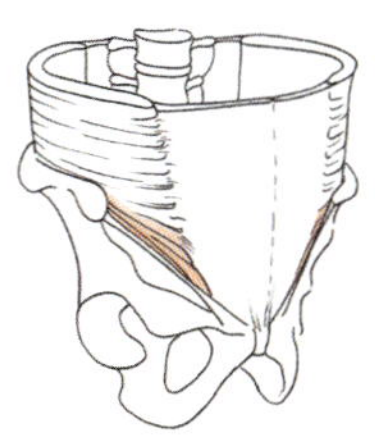

**Na parte frontal, as fibras do transverso fixam-se sobre a aponeurose anterior.** Nessa área, o músculo possui duas aponeuroses: uma profunda (representada no desenho) e uma superficial.

+

*No terço inferior do abdome, as duas aponeuroses passam atrás do reto do abdome. Nos dois terços superiores, a aponeurose superficial encontra-se na frente, e a aponeurose profunda atrás do reto do abdome.*

L

*As fibras contráteis (vermelhas) dos transversos estão posicionadas horizontalmente sobre as laterais da cintura.*

# Como o transverso age sobre **o esqueleto?**

1

**Ele não consegue mover a pelve,** pois suas fibras contráteis são paralelas a ela.

2

**Ele não mobiliza as vértebras.**

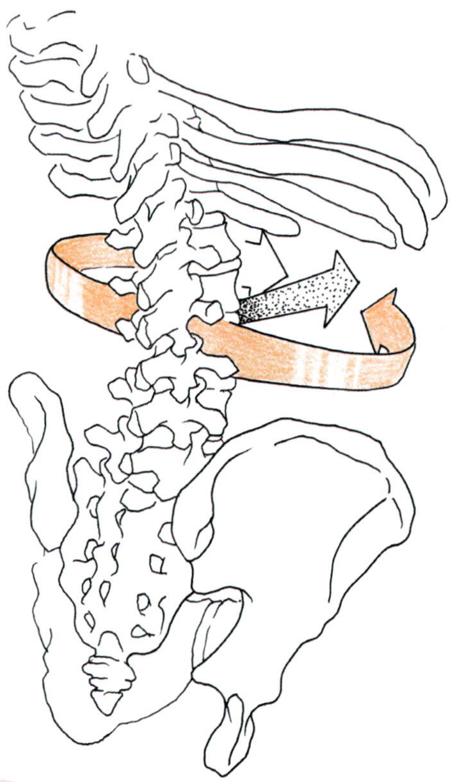

*Ou quase não mobiliza: de fato, podemos ver sua ação como uma constrição circular que faria "curvar" as vértebras da cintura (as lombares). No entanto, isso supõe que o músculo utiliza como ponto fixo a parte anterior que, sendo bem deformável, é sempre mobilizada primeiro. Essa ação é, portanto, mais teórica que prática e permanece, de qualquer modo, sendo mínima.*

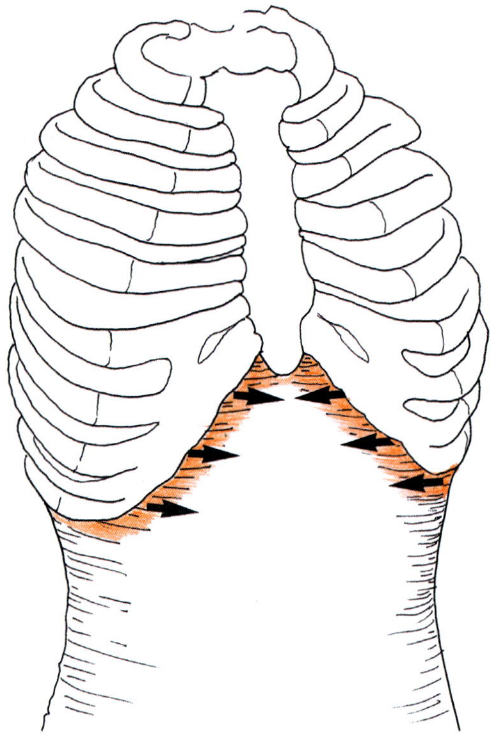

3

**Ele pode aproximar um pouco as costelas direitas das costelas esquerdas.** Trata-se de uma ação sutil porque, nesse local, as fibras são muito curtas.

O transverso praticamente não atua sobre o esqueleto. De todos os músculos abdominais, é o que tem menor ação esquelética, apresentando principalmente uma ação visceral.

# Como o transverso age sobre **as vísceras?**

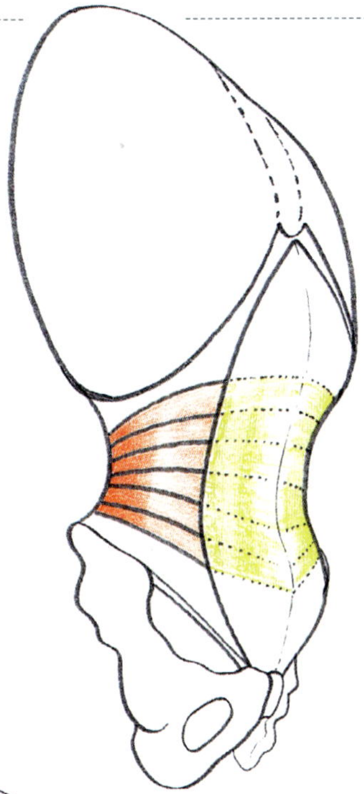

**Ele atua de duas maneiras sobre duas áreas particulares do abdome.**

1

Esse músculo possui uma ação importante na região situada entre as costelas e a pelve, onde suas fibras são mais longas e mais numerosas. Ao contrair-se, ele reduz o contorno da cintura.

!

*O volume visceral não diminui. Isso seria impossível porque as vísceras são como uma massa líquida não compressível.*

As vísceras mudam de *forma*.
Elas se deslocam principalmente:
– para cima, em direção ao tórax;
– para baixo, em direção à pelve. Quando estamos em pé, essa é a direção mais frequente, dada a força da gravidade que as direciona para baixo.

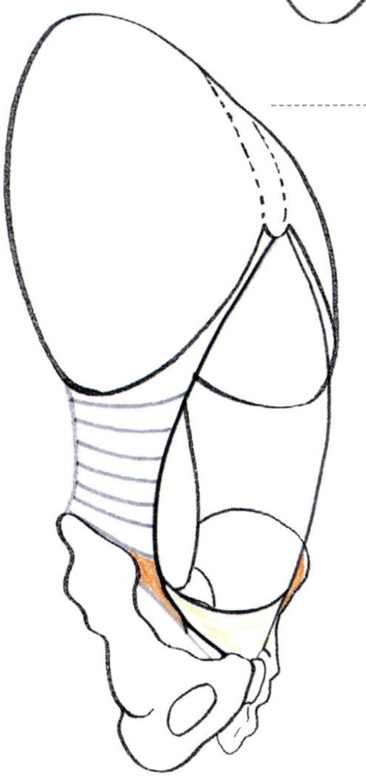

2

**O transverso possui uma ação específica, mais precisa, embaixo, ao longo do ligamento inguinal: suas fibras inferiores seguem esse ligamento até a metade do percurso.**
Ao se contrair, elas reforçam a borda do ligamento inguinal em sua metade externa. Essa ação completa a do oblíquo interno (ver p. 27) e contribui para a contenção da parte inferior do abdome.

O transverso pode contrair-se por áreas.

L

*O músculo transverso está mais associado à cintura fina que ao abdome plano. Sua capacidade de conduzir as vísceras em direção à pelve, local em que o tórax é mais frágil, explica por que a sua ação deve ser completada por outros músculos abdominais:*
*– o reto do abdome, que faz com que as vísceras desçam ou subam;*
*– o oblíquo interno, que contrai de preferência a parte alta do abdome e, consequentemente, faz com que as vísceras desçam;*
*– o oblíquo externo, que contrai de preferência a parte inferior do abdome e, consequentemente, faz com que as vísceras subam.*

# Os oblíquos internos

**25** Onde estão localizados os oblíquos internos?
**26** Como o oblíquo interno age sobre o esqueleto?
**27** Como o oblíquo interno age sobre as vísceras?

# Onde estão localizados **os oblíquos internos?**

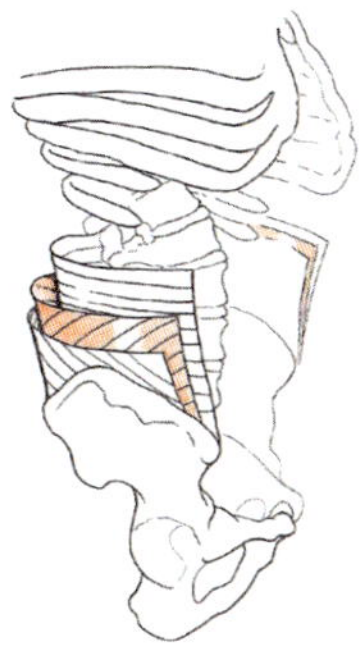

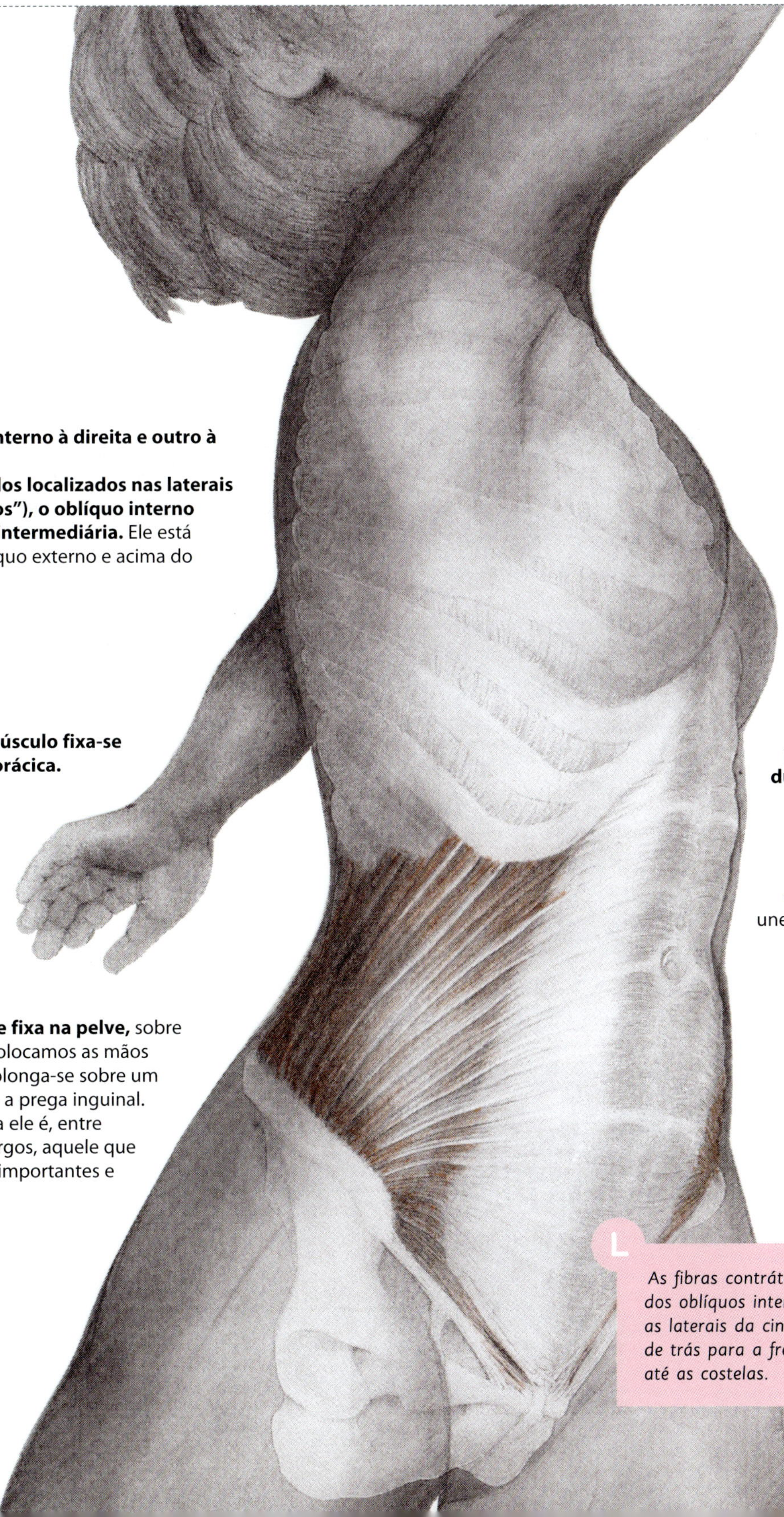

## Descrição

**Existe um oblíquo interno à direita e outro à esquerda.**
**Entre os três músculos localizados nas laterais da cintura (os "largos"), o oblíquo interno pertence à camada intermediária.** Ele está localizado sob o oblíquo externo e acima do transverso.

## Inserção

**Superiormente, o músculo fixa-se na borda da caixa torácica.**

**Na frente, esse músculo se prolonga por sua dupla aponeurose.** No meio do abdome, as aponeuroses dos oblíquos internos direito e esquerdo unem-se na região da linha alba.

**Inferiormente, ele se fixa na pelve,** sobre a crista ilíaca (onde colocamos as mãos sobre os quadris). Prolonga-se sobre um ligamento que segue a prega inguinal. Nessa área mais baixa ele é, entre todos os músculos largos, aquele que possui as fibras mais importantes e mais longas.

*As fibras contráteis (vermelhas) dos oblíquos internos circundam as laterais da cintura, subindo de trás para a frente, da pelve até as costelas.*

# Como o oblíquo interno age sobre **o esqueleto?**

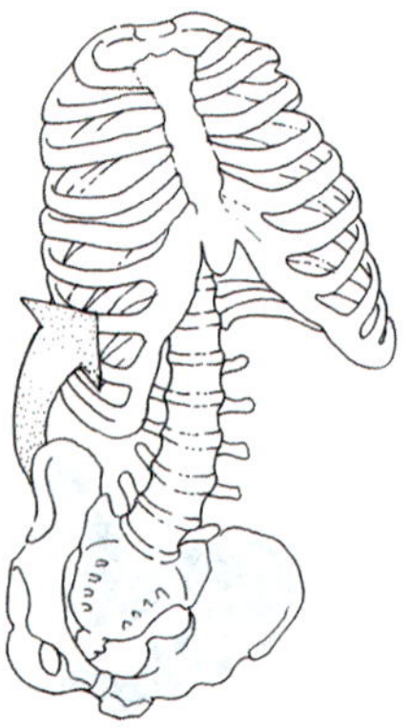

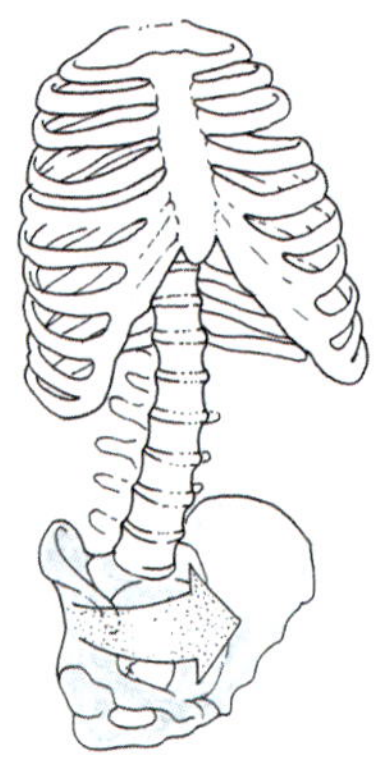

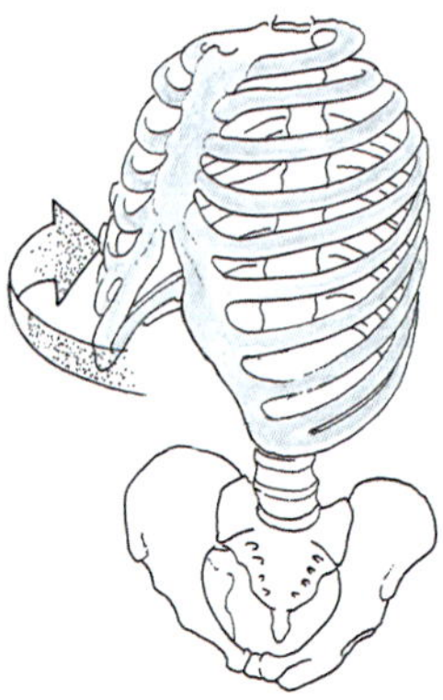

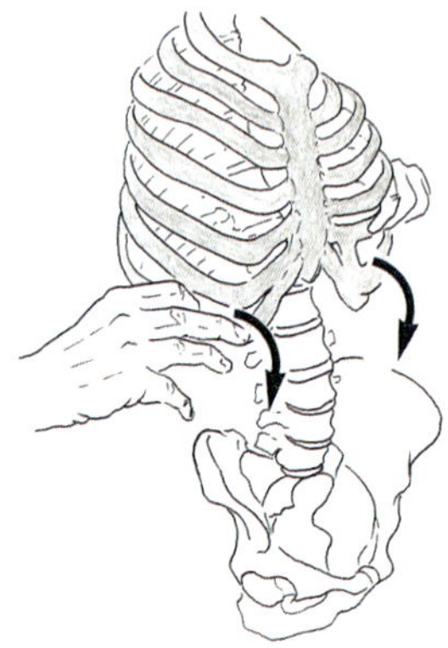

1

**O oblíquo interno pode tracionar a pelve.**

a) Ele traciona a pelve lateralmente em direção às costelas. Esse movimento da pelve é denominado **inclinação lateral**.

b) Do lado em que se contrai, ele faz que a **hemipelve gire para a frente**.

O oblíquo interno pode **causar** essa inclinação lateral. Ele pode ***fixar*** a pelve nessa posição e **impedir** que ela se incline no sentido inverso.

O oblíquo interno pode **causar** essa rotação da pelve. Ele pode ***fixar*** a pelve nessa posição e **impedir** que ela vire para o sentido inverso.

2

**O oblíquo interno pode tracionar a frente da caixa torácica para baixo e para o lado da pelve.** A caixa torácica torna-se mais achatada e mais larga. (Note que, quando abaixamos as costelas dessa maneira, tendemos a expirar.)

O oblíquo interno pode **causar** esse achatamento das costelas. Ele pode ***fixar*** as costelas nessa posição e **impedir** que elas subam.

3

**Indiretamente, o oblíquo interno pode mobilizar certas vértebras.** Tracionando lateralmente a pelve e/ou as costelas, ele pode inclinar a coluna vertebral, na região da cintura, e/ou fazer que ela gire para o lado em que ele se contrai. Ele não realiza essa ação diretamente, pois não se fixa sobre nenhuma vértebra.

Ele pode **causar** essa inclinação/rotação da coluna. Ele pode ***fixar*** a coluna nessa posição e **impedir** que ela vá no sentido inverso.

L

Localizadas obliquamente nas laterais do tronco, as fibras do oblíquo interno mobilizam o tronco do lado de sua contração.

# Como o oblíquo interno age sobre **as vísceras?**

Ele atua de duas maneiras sobre duas áreas específicas do abdome.

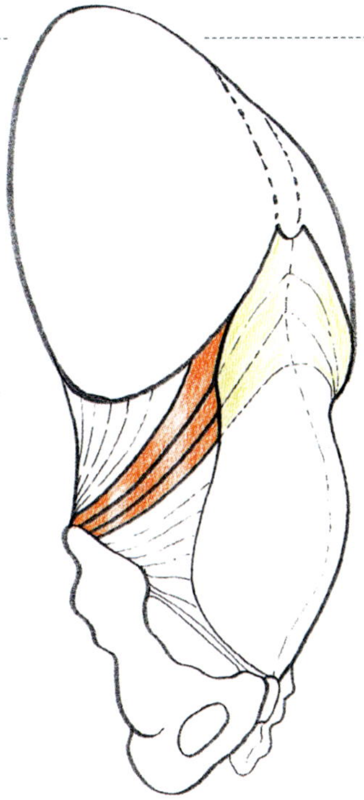

1

**Possui uma ação potente na parte alta do abdome (aonde chegam suas fibras mais longas): ao se contrair, ele comprime as vísceras, principalmente acima do umbigo.**

! *Essa massa não compressível não diminui de volume. Sob a ação do oblíquo interno, ela muda de forma e se desloca principalmente para baixo (em direção à pelve) ou para as laterais do abdome.*

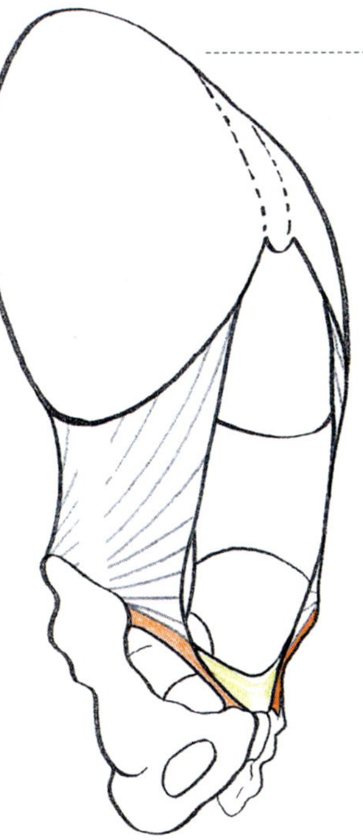

2

**Possui uma ação específica, muito mais precisa, inferiormente, ao longo do ligamento inguinal: suas fibras inferiores são as mais longas e as mais importantes nessa região.**
Ao se contrair, elas reforçam a borda do ligamento inguinal e contribuem para conter a parte inferior do abdome.

**O oblíquo interno pode se contrair por áreas.**
Por exemplo, ele pode se contrair unicamente acima do umbigo, apenas na altura deste, ou somente abaixo, na região da borda da pelve.
**Dessa maneira, podemos contrair o abdome de modo escalonado.**

L

*A ação visceral do oblíquo interno comprime o abdome principalmente na região situada acima do umbigo. Ela se combina frequentemente com a ação dos outros músculos abdominais.*

# Os oblíquos externos

**29** Onde estão localizados os oblíquos externos?
**30** Como o oblíquo externo age sobre o esqueleto?
**31** Como o oblíquo externo age sobre as vísceras?

# Onde estão localizados **os oblíquos externos?**

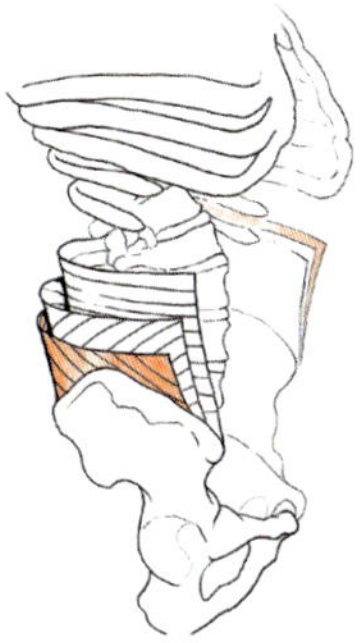

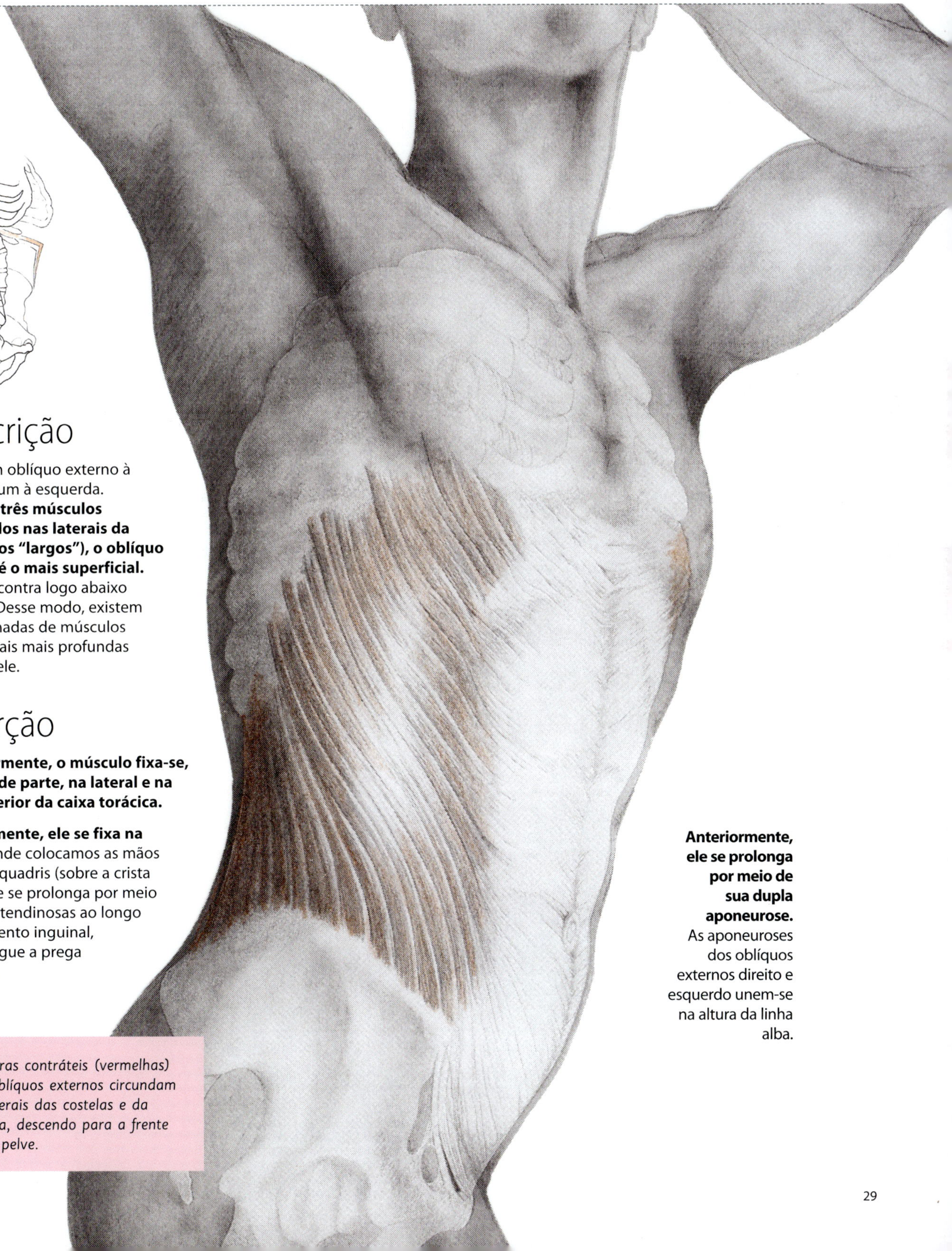

## Descrição

Existe um oblíquo externo à direita e um à esquerda. **Entre os três músculos localizados nas laterais da cintura (os "largos"), o oblíquo externo é o mais superficial.** Ele se encontra logo abaixo da pele. Desse modo, existem duas camadas de músculos abdominais mais profundas abaixo dele.

## Inserção

**Superiormente, o músculo fixa-se, em grande parte, na lateral e na face anterior da caixa torácica.**

**Inferiormente, ele se fixa na pelve,** onde colocamos as mãos sobre os quadris (sobre a crista ilíaca). Ele se prolonga por meio de fibras tendinosas ao longo do ligamento inguinal, o qual segue a prega inguinal.

**Anteriormente, ele se prolonga por meio de sua dupla aponeurose.** As aponeuroses dos oblíquos externos direito e esquerdo unem-se na altura da linha alba.

L

*As fibras contráteis (vermelhas) dos oblíquos externos circundam as laterais das costelas e da cintura, descendo para a frente até a pelve.*

# Como o oblíquo externo age sobre **o esqueleto?**

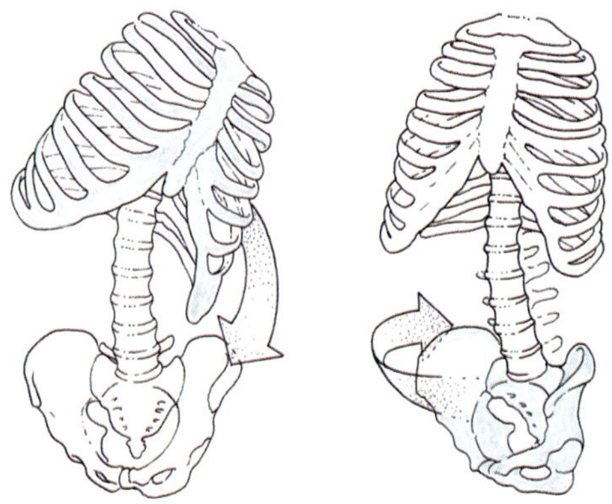

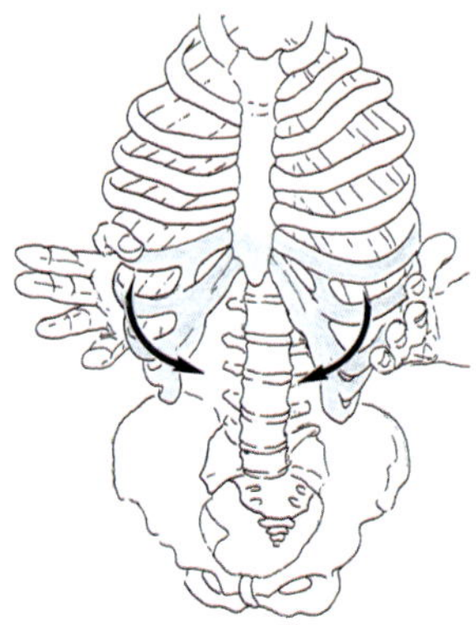

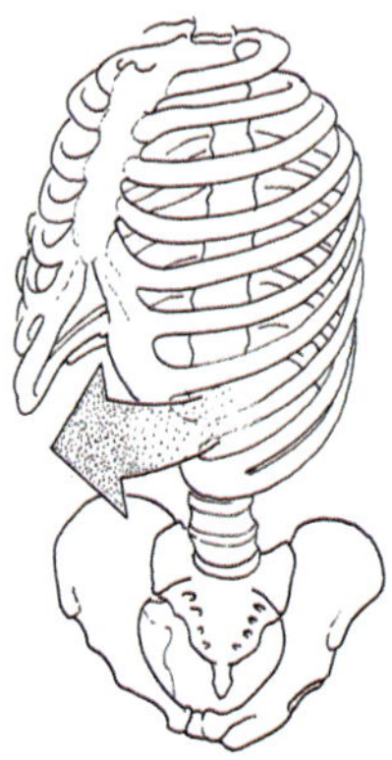

1

**O oblíquo externo pode tracionar a pelve.**

a) Ele traciona a pelve **lateralmente** em direção às costelas. Esse movimento da pelve é denominado **inclinação lateral**.

b) Do lado em que se contrai, ele faz que **a hemipelve gire para trás**.

O oblíquo externo pode **causar** essa inclinação lateral. Ele pode **fixar** a pelve nessa posição e **impedi-la** de se inclinar no sentido inverso.

O oblíquo externo pode **causar** essa rotação da pelve. Ele pode **fixá-la** nessa posição e **impedir** que ela gire no sentido inverso.

2

**O oblíquo externo pode tracionar a lateral da caixa torácica em direção à pelve.**
As costelas descem em direção ao meio do tronco. A caixa torácica torna-se mais estreita. Se ela não se deforma, o oblíquo externo a faz girar para a frente.

O oblíquo externo pode **causar** esse abaixamento lateral das costelas ou essa rotação. Ele pode **fixar** as costelas nessa posição e **impedir** que elas subam e girem no sentido inverso. (Quando baixamos as costelas, tendemos a expirar.)

3

**Indiretamente, o oblíquo externo pode mobilizar algumas vértebras.**
Tracionando lateralmente a pelve e/ou as costelas, ele pode **inclinar a coluna vertebral e fazê-la girar para trás**, na altura da cintura. Observação: ele não realiza essa ação diretamente porque ele não se fixa em nenhuma vértebra.

Ele pode **causar** essa inclinação da coluna. Ele pode **fixá-la** nessa posição e **impedir** que ela vá no sentido inverso.

Situadas obliquamente nas laterais do tronco, as fibras do oblíquo externo o mobilizam do lado de sua contração.

# Como o oblíquo externo age sobre **as vísceras?**

Esse músculo atua de duas maneiras sobre duas áreas particulares do abdome.

1

**Ele possui uma ação potente na parte inferior do abdome, onde suas fibras são mais longas. Ao se contrair, ele comprime as vísceras, principalmente abaixo do umbigo.**

!

*Essa massa não compressível não diminui de volume. Ela muda de forma e, sob a ação do oblíquo externo, se desloca principalmente em direção à porção superior do abdome (em direção às costelas).*

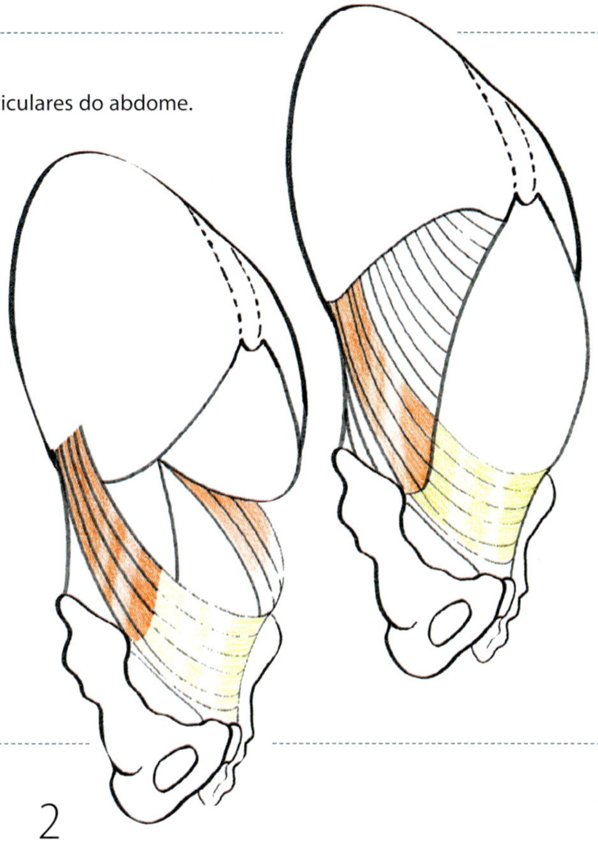

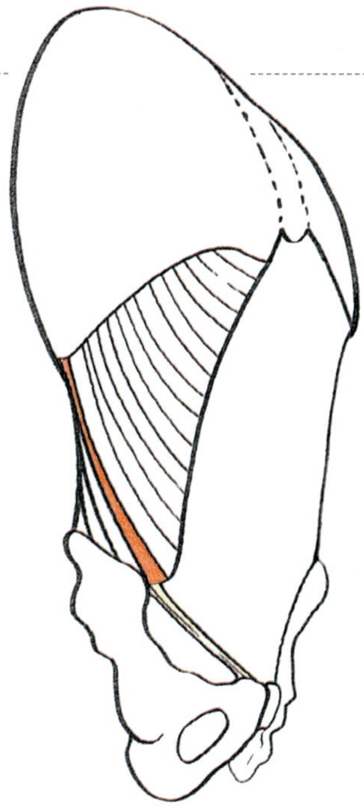

2

**Ele possui uma ação particular na parte inferior do abdome: suas fibras oriundas da 9ª e da 10ª costela prolongam-se pelo ligamento inguinal, o qual é, algumas vezes, considerado o tendão do oblíquo externo.**
Contraindo as fibras oriundas da 9ª e da 10ª costela, a ação traciona o ligamento inguinal e contribui para conter a parte inferior do abdome.

**O oblíquo externo pode contrair-se por áreas.** Por exemplo, ele pode se contrair mais na altura da cintura ou mais na altura das costelas. Dessa maneira, **podemos contrair o abdome de modo escalonado.**

A ação do oblíquo externo de um único lado empurra as vísceras para o lado oposto: ele pode direcioná-las lateralmente.

L

*O oblíquo externo pode direcionar as vísceras de baixo para cima, em direção ao tórax. Também pode direcioná-las para a direita ou para a esquerda. Sua ação ocorre frequentemente combinada à ação dos outros músculos abdominais.*

# 2

# Algumas palavras-chave para ajudar na compreensão

# A pelve e o ligamento inguinal

**A pelve é formada por um conjunto de quatro ossos que sustentam a base do tronco.** Sua forma é afunilada.

Sentimos a parte superior da pelve quando colocamos as mãos sobre os quadris: é a crista ilíaca. A parte mais anterior da crista ilíaca é saliente: trata-se da espinha ilíaca anterossuperior (EIAS). Sentimos a sua parte inferior e pontuda quando nos sentamos em um assento um pouco duro: são os ísquios. A parte situada embaixo e na frente do osso ilíaco é denominada púbis.

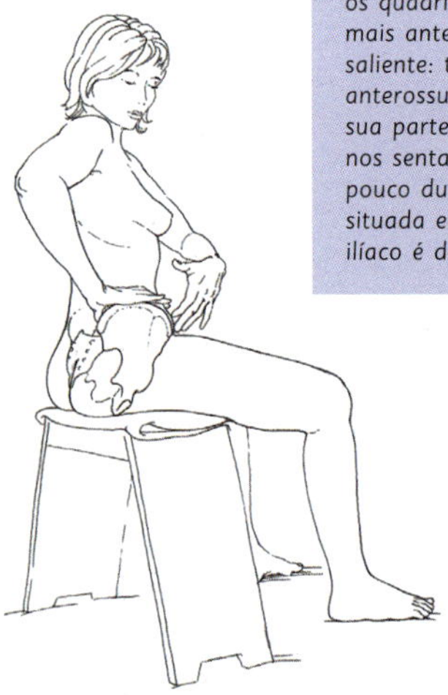

Os quatro ossos são:

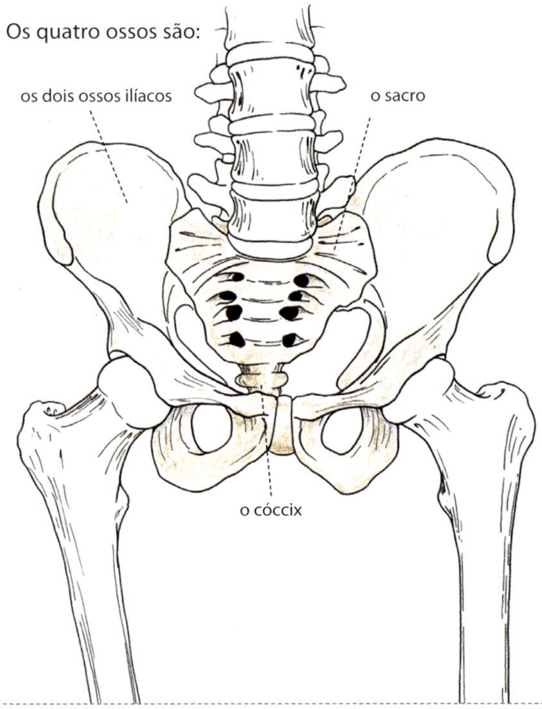


## A pelve e os abdominais

Eles não se fixam no sacro, nem no cóccix, mas unicamente **em algumas partes do osso ilíaco, como:**

**– a crista ilíaca,** onde se fixam os músculos largos : o transverso, o oblíquo menor e o oblíquo maior;

**– o púbis,** onde se fixam os retos do abdome.

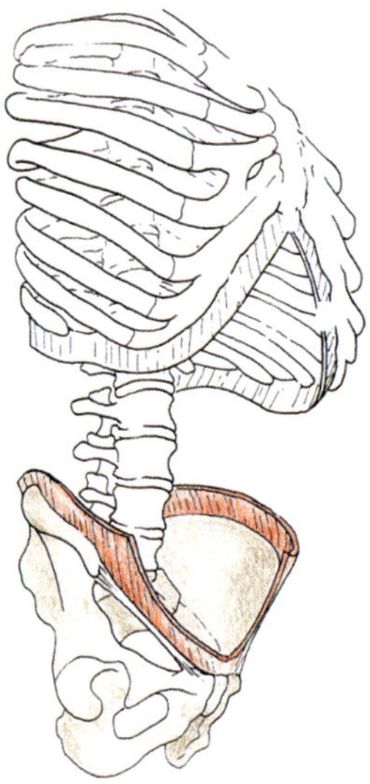

Nas técnicas de movimento, a palavra "púbis" designa mais frequentemente a região púbica, que engloba as partes anteriores dos ossos ilíacos direito e esquerdo, incluindo a fibrocartilagem que os une.

## O ligamento inguinal

**Trata-se de um cordão fibroso**, algumas vezes chamado de *ligamento crural*, que vai da espinha ilíaca anterossuperior até o púbis. **Sobre esse ligamento fixam-se as fibras musculares mais inferiores dos músculos abdominais largos.**

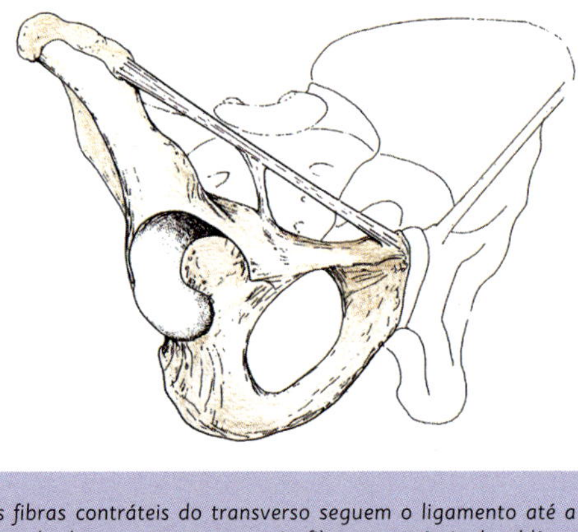

As fibras contráteis do transverso seguem o ligamento até a metade do seu comprimento. As fibras contráteis do oblíquo menor vão mais longe, até o púbis, onde elas se prolongam no homem até o escroto, formando o músculo cremaster. As fibras contráteis do oblíquo maior terminam na altura da espinha ilíaca anterossuperior. O ligamento inguinal é o local da terminação das fibras contráteis oriundas da 9ª e 10ª costela, sendo considerada como o tendão dessas fibras.

# Como os músculos abdominais *fazem* **a pelve se mover?**

**Certos movimentos da pelve são efetuados diretamente pelos músculos abdominais.**

1

**A retroversão**

Durante a realização desse movimento que leva a crista ilíaca para trás, a espinha ilíaca anterossuperior (EIAS) recua. A retroversão da pelve está frequentemente associada à "retificação" da região lombar.
**O reto do abdome é o retroversor.**

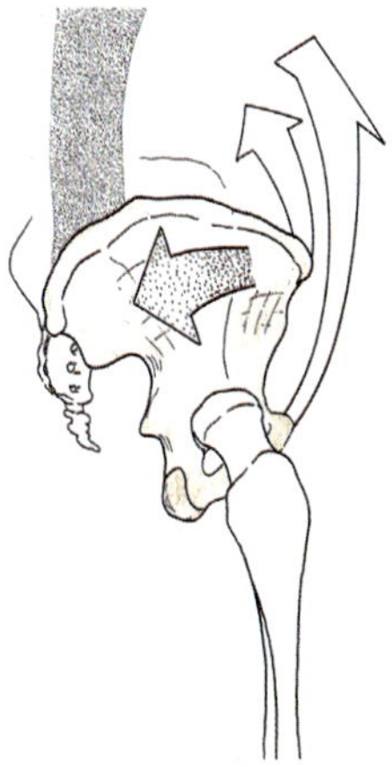

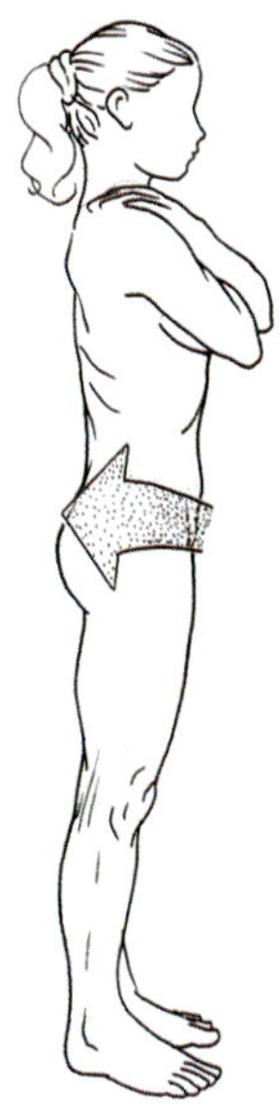

2

**As inclinações laterais da pelve**

A pelve também pode rodar lateralmente.

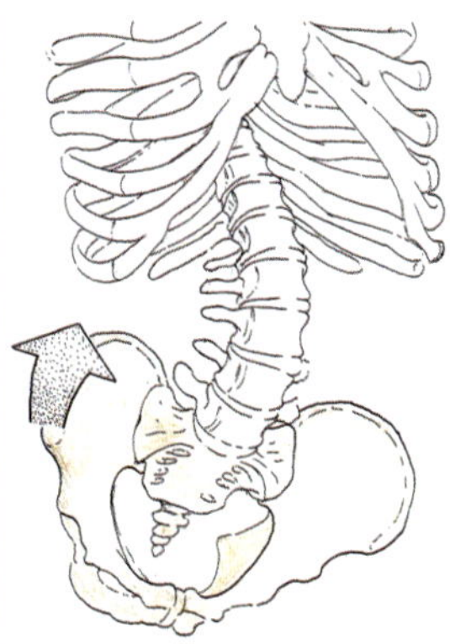

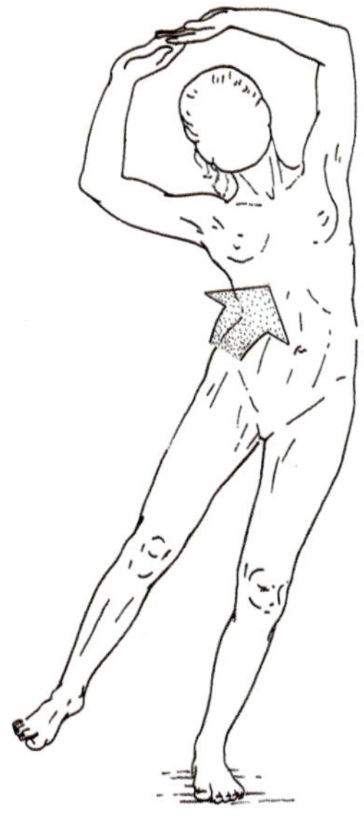

3

**As rotações da pelve**

A pelve pode rodar sobre ela mesma no sentido horário ou anti-horário. **Os oblíquos são os responsáveis pelas inclinações e rotações da pelve.**

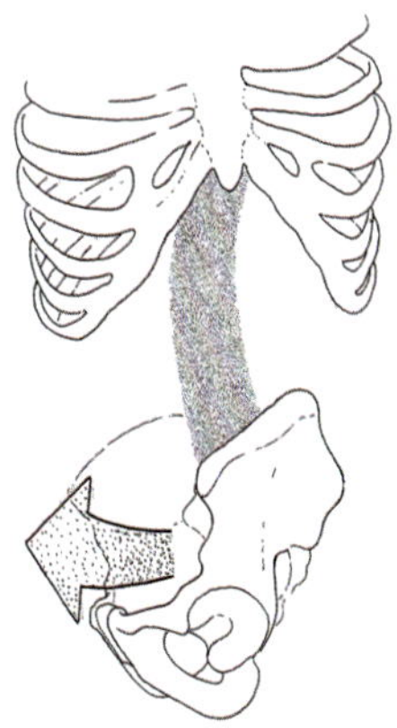

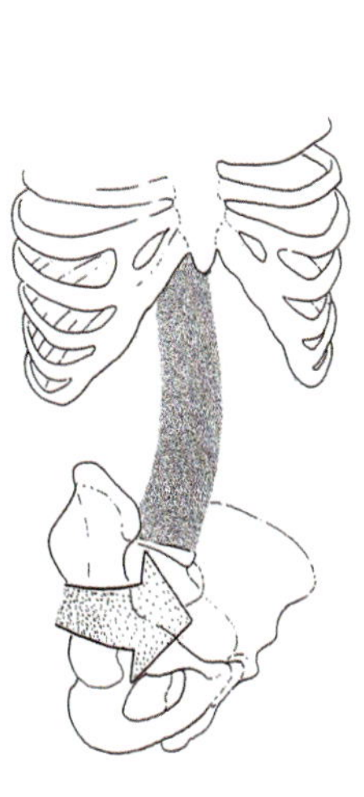

**O movimento que não é realizado pelos músculos abdominais: a anteversão**

Durante esse movimento que leva a crista ilíaca para a frente, a EIAS avança.
A anteversão da pelve está frequentemente associada ao aumento da curvatura (lordose) da região lombar.
Os músculos abdominais (principalmente os retos do abdome) algumas vezes impedem a anteversão freando ou estabilizando a pelve.

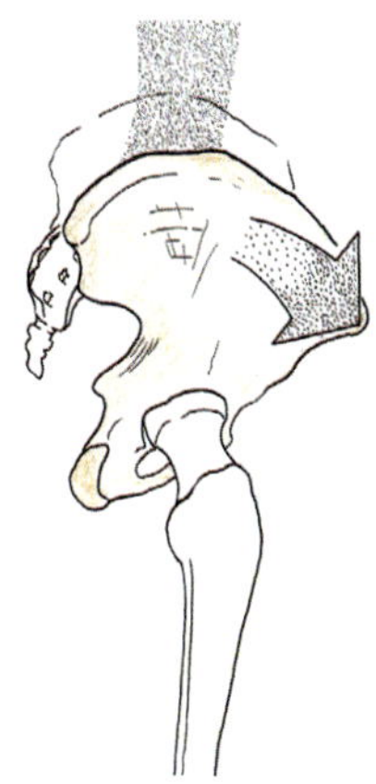

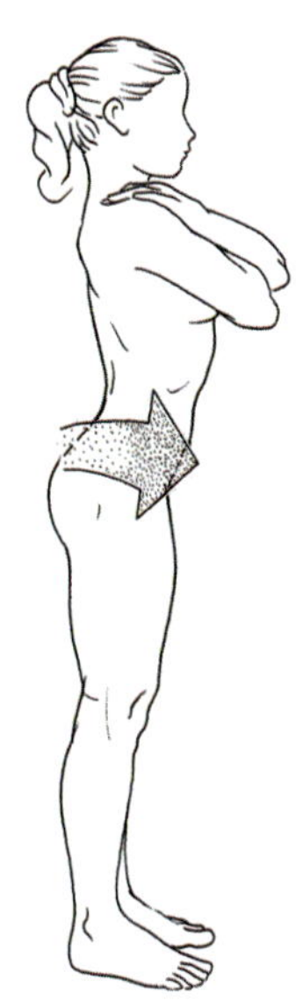

# A coluna vertebral e a coluna lombar

## A coluna vertebral

**Eixo central do esqueleto, a coluna vertebral é formada por 24 vértebras, pelo sacro e pelo cóccix.** Ela contém a medula espinal e os nervos espinais. Está ligada a três blocos (cabeça, caixa torácica e pelve) e comporta regiões que formam três curvas sucessivas visíveis de perfil.

**Muito articulada, a coluna vertebral possui 74 articulações,** das quais 23 são discos intervertebrais. Ela pode se tornar tanto um *pilar de suporte* para o tronco, rígido e sólido, como uma *estrutura de conexão flexível* e móvel, graças a diversos músculos que podem estabilizá-la ou fazer com que ela se movimente.

A ação dos músculos abdominais servirá tanto para estabilizar como para mobilizar a coluna. Essa ação, exercida tanto sobre a coluna lombar quanto sobre a torácica inferior, **nunca é direta** porque os músculos abdominais não se inserem na coluna. Portanto, eles movimentam a coluna indiretamente, a partir de uma ação sobre a pelve ou sobre a caixa torácica.

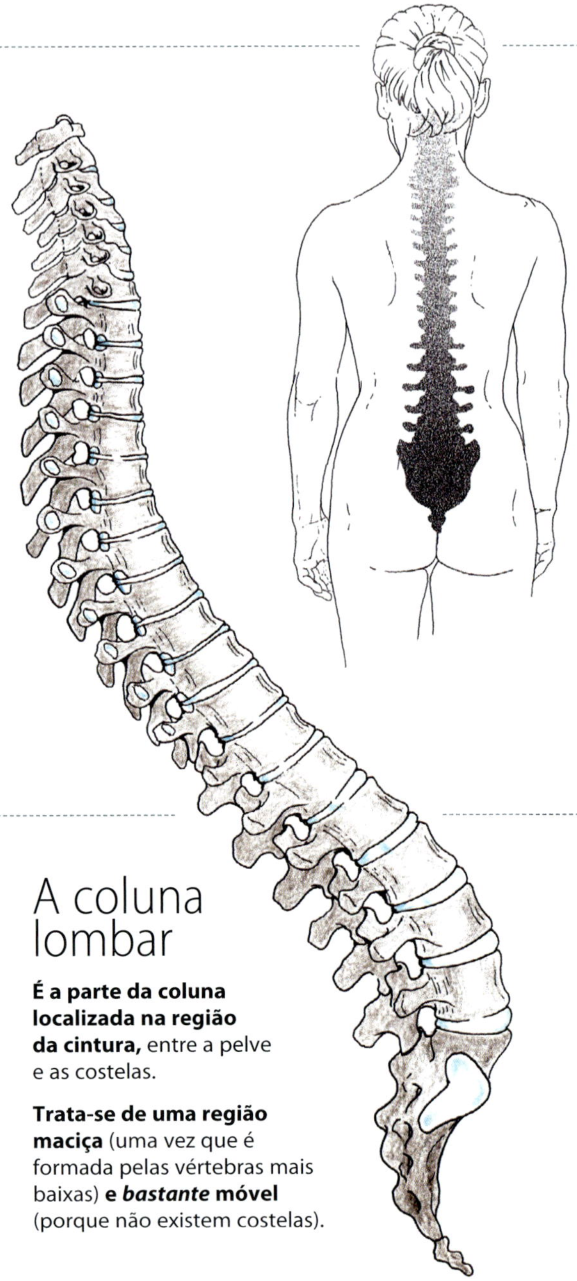

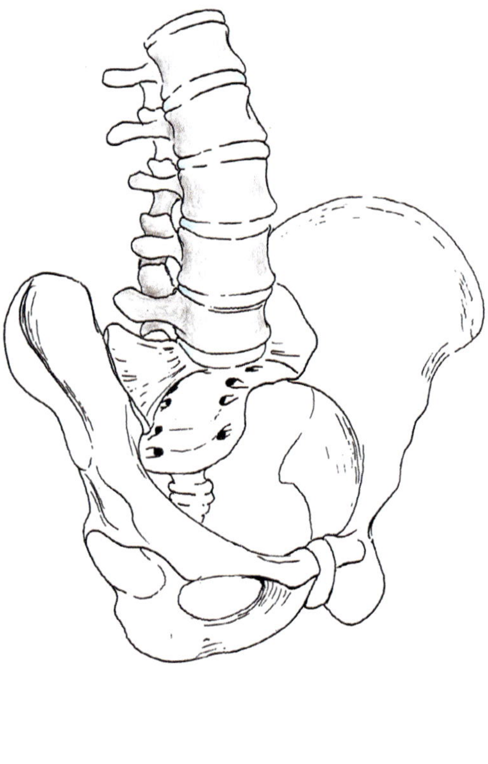

## A coluna lombar

**É a parte da coluna localizada na região da cintura,** entre a pelve e as costelas.

**Trata-se de uma região maciça** (uma vez que é formada pelas vértebras mais baixas) **e *bastante* móvel** (porque não existem costelas).

Esta é uma região frequentemente dolorida, especialmente entre a vértebra L5 e o sacro e entre as vértebras L4 e L5, que suportam a maior carga. A dor dessa região pode ser proveniente dos discos intervertebrais (pinçamento ou hérnia de disco), de nervos que passam nessa área (nervo isquiático) ou de ligamentos e/ou músculos que mantêm as vértebras unidas.

# Os movimentos **da coluna lombar** (e torácica inferior)

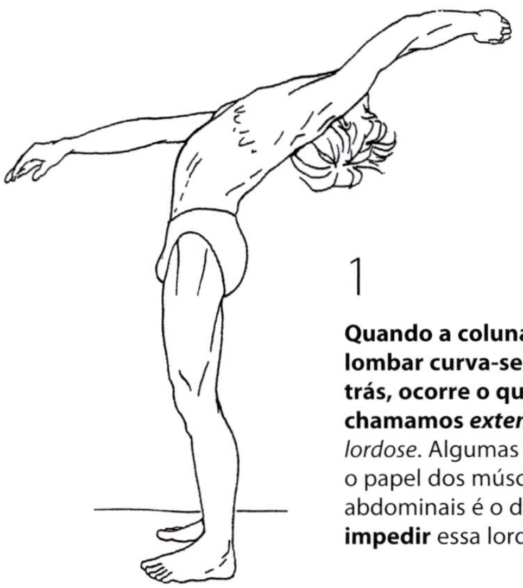

1

**Quando a coluna lombar curva-se para trás, ocorre o que chamamos *extensão,*** ou *lordose*. Algumas vezes, o papel dos músculos abdominais é o de **impedir** essa lordose.

2

**Quando a coluna lombar vai no sentido contrário, ocorre uma *flexão*,** ou retificação. Esse movimento é limitado na coluna lombar inferior e torna-se cada vez mais amplo à medida que elevamos o tronco acima da cintura.

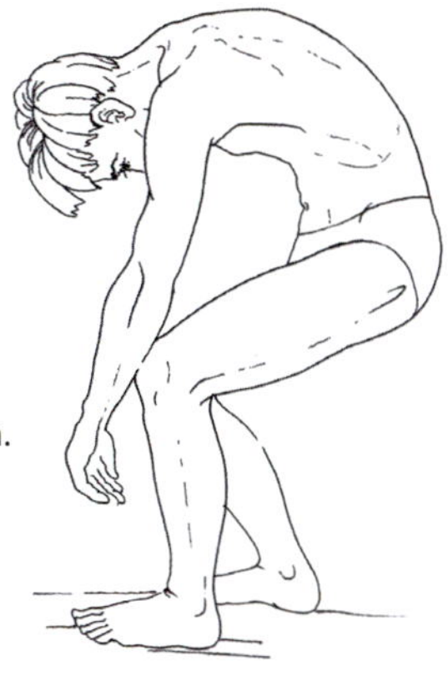

*Os níveis mais baixos (L5/S1 e L4/L5) são muito móveis em extensão. Superiormente (L1) e na altura das últimas duas vértebras torácicas (T11 e T12), a mobilidade é importante. Essa é a primeira região que tende a flexionar sob a ação dos músculos abdominais.*

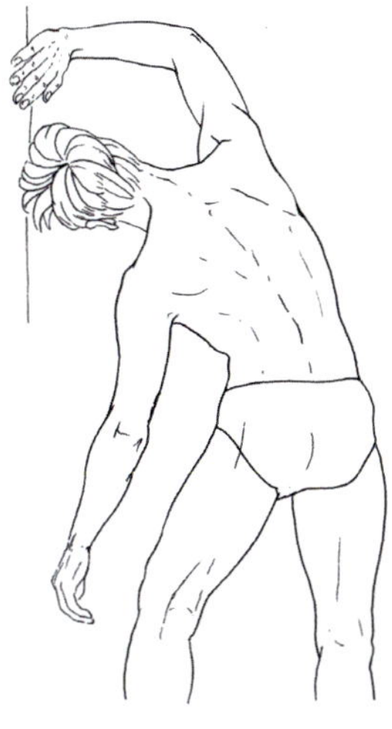

3

**Quando a coluna lombar curva-se lateralmente, ocorre o que chamamos *inclinação lateral*.** O movimento não é possível nos dois níveis mais baixos, por causa da limitação imposta pelos ligamentos.

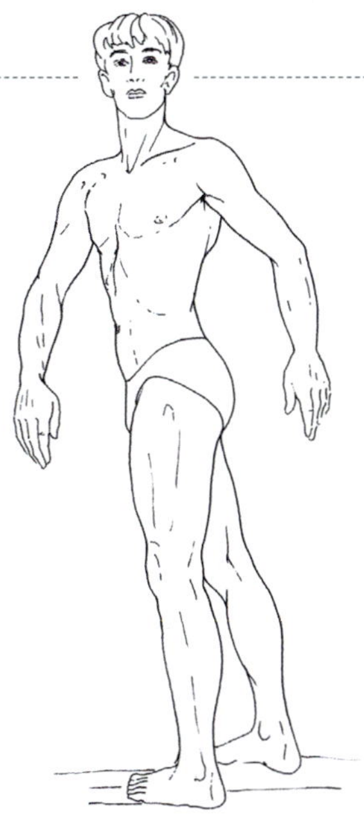

4

**O movimento por meio do qual a coluna gira sobre ela mesma é denominado *rotação*.** Ele praticamente não pode ser realizado na região lombar, por causa da forma óssea das vértebras nesse segmento. A rotação passa a ser possível entre T11 e T12, embaixo da caixa torácica.

L

*A ação dos músculos abdominais sobre a coluna lombar vai até as vértebras torácicas baixas. Em flexão, a amplitude é máxima no nível toracolombar (T10-L2), região mais móvel nesse sentido. Na inclinação lateral, o movimento se distribui mais inferiormente. Em rotação, o movimento praticamente não acontece na região lombar; ele é realizado a partir de T11-T12.*

# O que é
# um disco intervertebral?

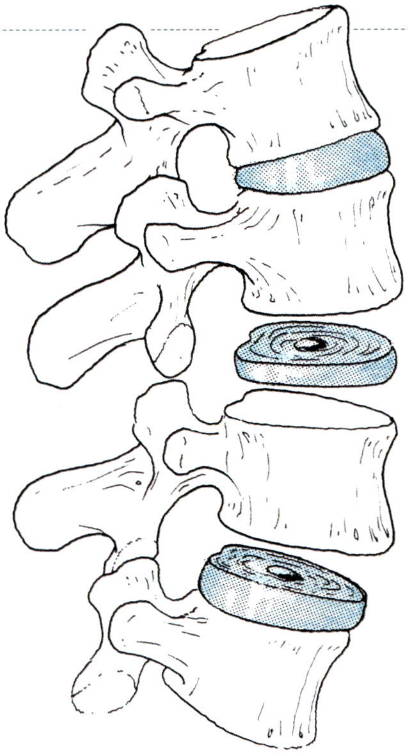

**O disco intervertebral facilita o movimento entre as vértebras e amortece as pressões causadas** pelo peso das partes do corpo durante o movimento.

**Quanto mais descemos ao longo da coluna, mais importantes são as cargas recebidas pelos discos intervertebrais.**

Os discos são estruturas preciosas e frágeis. Em caso de lesão, eles não se reparam. **É importante evitar a sobrecarga nos discos**, sobretudo os da região lombar, os mais maltratados pelos efeitos de carga.

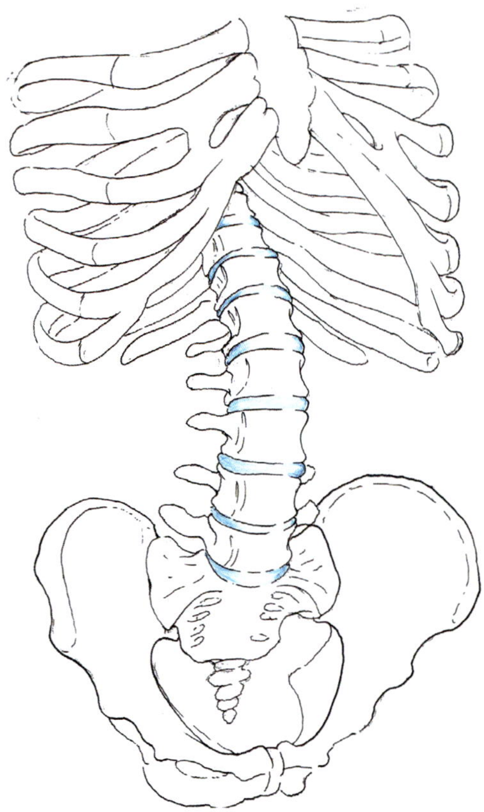

**É um elemento fibrocartilaginoso que une duas vértebras,** mais exatamente dois corpos vertebrais (parte anterior das vértebras).

*Cada disco, semelhante a uma rodela de cebola, é constituído por uma parte central um pouco gelatinosa (o núcleo) circundada por uma série de camadas concêntricas de fibrocartilagem (o anel).*

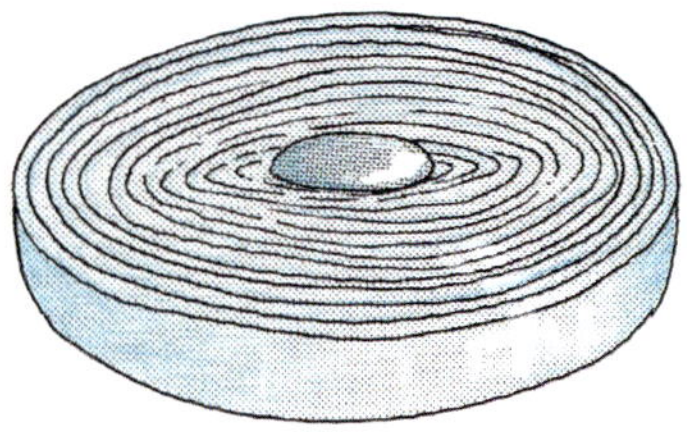

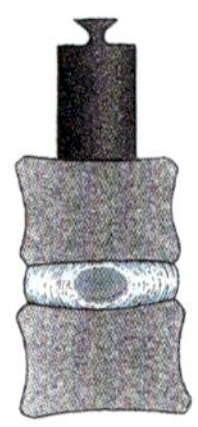

*É por essa razão que, nos exercícios abdominais, deve-se evitar ao máximo sobrecarregar os discos durante os movimentos que provocam cisalhamento.*

*Quais são os exercícios que sobrecarregam os discos? As flexões abdominais, quando realizadas com flexão completa (ver p. 84-87); as elevações da perna, caso não se consiga estabilizar a pelve (ver p. 96); e as rotações de tronco (ver p. 108).*

# O *que são*
# os músculos dorsais?

**É o conjunto dos músculos das costas,** mais precisamente os músculos localizados ao longo da coluna vertebral (1 – os mais profundos), mas também aqueles que se encontram atrás das costelas (um pouco menos profundos) e mesmo alguns que vão até a pelve e os braços (2 – o latíssimo do dorso, o mais superficial).

Globalmente, **a ação que esses músculos produzem é inversa à dos abdominais:**

- a maioria produz a anteversão da pelve;
- eles realizam a **extensão da coluna** (aumento de sua curvatura), o que faz com que **as costelas subam anteriormente.**

1

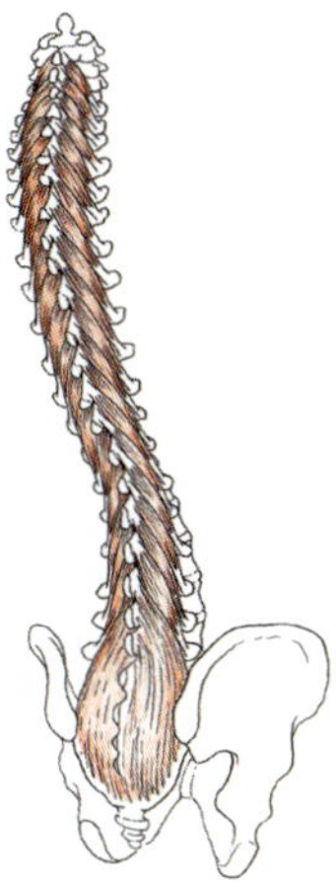

2

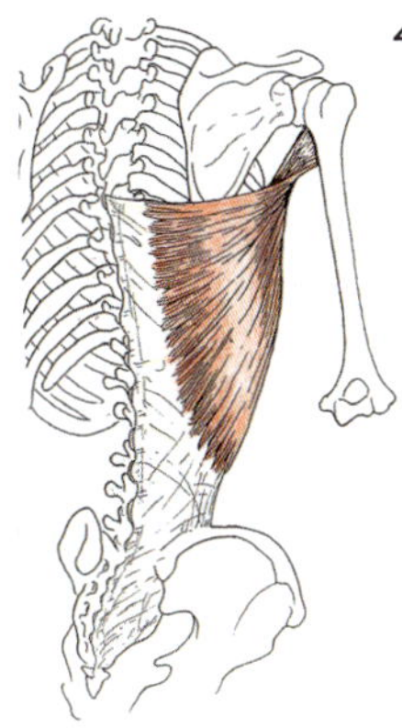

## Músculos abdominais e dorsais em relação à lordose

**Na coluna lombar, uma leve curvatura é necessária.** É o que chamamos *lordose fisiológica*. Portanto, sempre que possível, **devemos tonificar os abdominais ao mesmo tempo que buscamos manter uma certa lordose**, isto é, faz-se necessário manter a lordose fisiológica enquanto os abdominais tendem a flexionar (retificar) a coluna lombar. Essa precisão permite integrar os abdominais a uma boa postura do tronco e não a uma postura com a coluna e a caixa torácica "desabadas". Ela é particularmente importante quando solicitamos os abdominais na expiração intensa (p. ex., quando assopramos por um longo tempo em um instrumento).

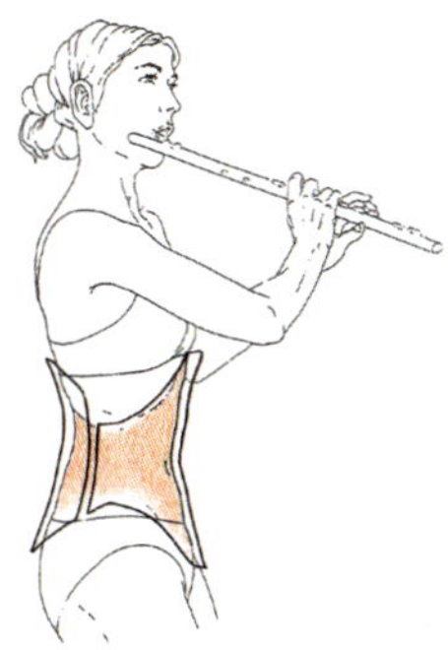

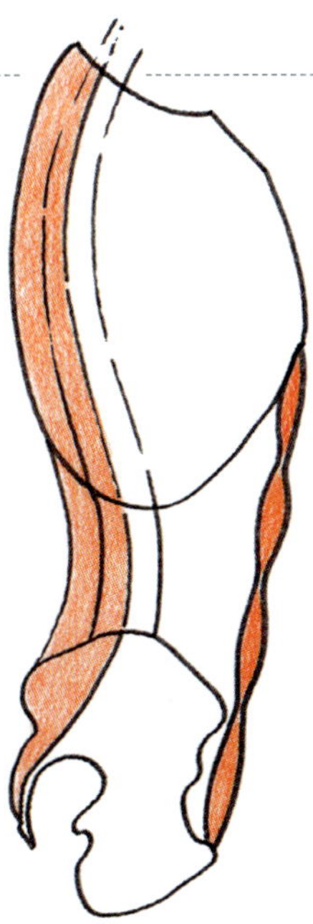

## Músculos abdominais e dorsais para estabilizar a pelve

Em alguns exercícios, como a elevação de pernas (ver p. 94-97), é necessário estabilizar a pelve tanto para impedir a anteversão (trabalho dos abdominais) como para impedir a retroversão (trabalho dos dorsais). Dessa forma, os abdominais e os dorsais podem exercer suas funções de maneira isolada ou simultânea.

L

*Sempre que possível, é necessário tonificar os músculos abdominais ao mesmo tempo que os dorsais. Alguns exercícios abdominais solicitam os dois grupos para estabilizar a pelve.*

# O que é
# a caixa torácica?

**É o esqueleto do tórax e também da parte alta do tronco.**

É composta por **doze pares de costelas**, ossos achatados e curvos.

Anteriormente, a caixa torácica é composta por **cartilagens costais** e, no centro, pelo **esterno.**

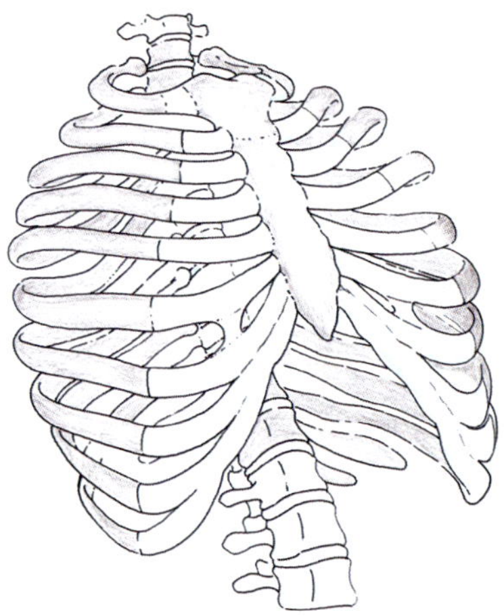

Posteriormente, ela é composta pela **coluna vertebral torácica**, constituída por doze vértebras torácicas e suas articulações.

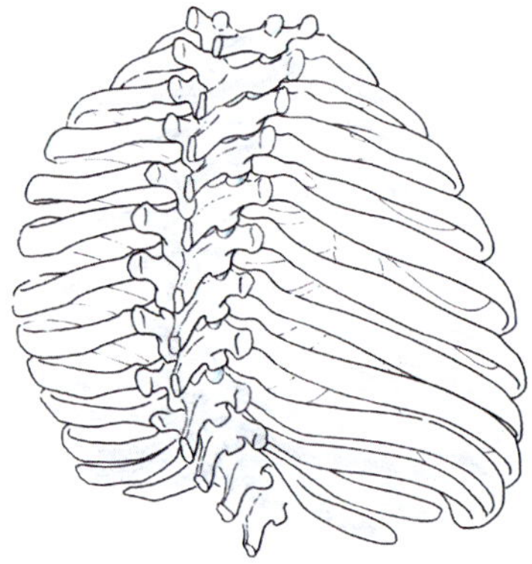

Trata-se de um conjunto muito móvel, que algumas vezes será **mobilizado** e outras vezes **estabilizado** durante o trabalho dos abdominais.

Ao contrário da pelve, a caixa torácica não é rígida: os abdominais, tracionando as costelas, tendem a deformá-la sobre ela mesma.
Algumas vezes, durante um exercício abdominal, procuramos **mover toda a caixa torácica, como um bloco rígido**, sem modificar a sua forma: para isso é necessária uma ação que a **mantenha indeformável**. É uma ação produzida pelos **músculos** intercostais (inspiradores costais).

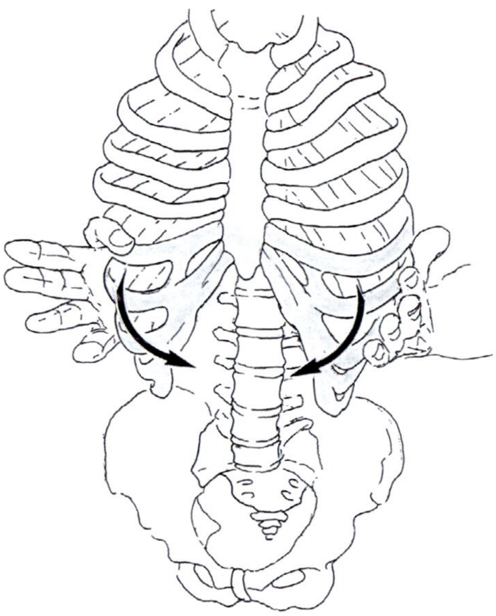

L

*Os abdominais sempre vão tracionar a caixa torácica no sentido descendente. Se essa descida ocorrer, tende-se a:*
*- expirar e, neste caso, os abdominais são os "expiradores";*
*- flexionar a coluna lombar;*
*- protrair, ou abaular, o abdome, sendo este conduzido para a pelve.*

# O que é
# o diafragma?

**É um músculo fino e extenso,** em forma de cúpula, **localizado entre o tórax e o abdome.**
Fixa-se no interior da caixa torácica.

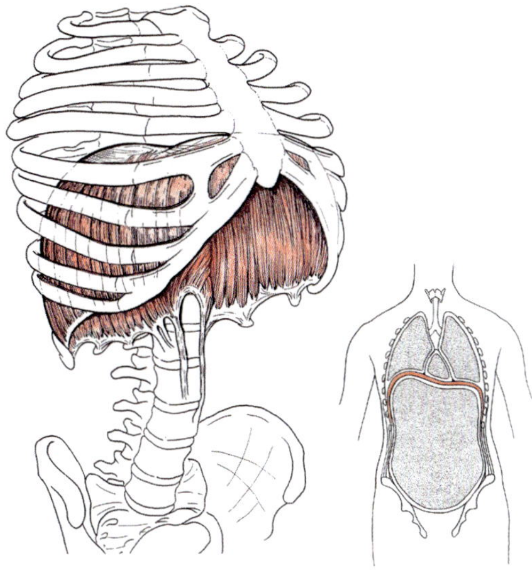

**O diafragma é, sobretudo, o principal músculo da inspiração. Quando ele se contrai, desce levando consigo os pulmões,** que se expandem para baixo. Esse movimento puxa o ar para os pulmões: é a inspiração. A contração do diafragma empurra as vísceras na direção da pelve (para baixo): o abdome expande.

descontração do diafragma

contração do diafragma

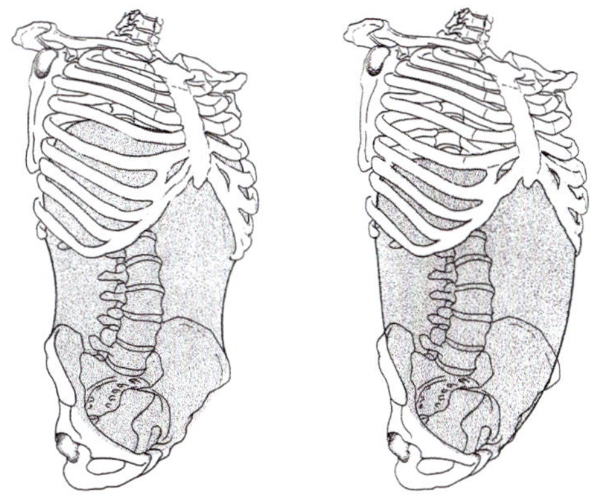

**Nessa forma de inspiração, a ação do diafragma é oposta à do transverso:** o diafragma se contrai enquanto o transverso se descontrai. É a forma mais conhecida de inspiração diafragmática, que chamamos de *respiração abdominal.*

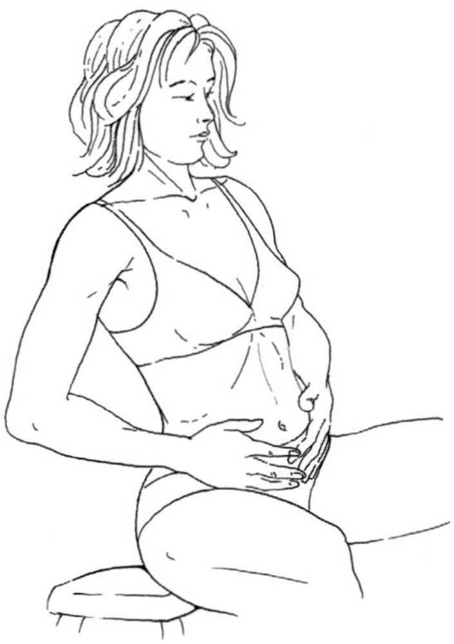

No entanto, os abdominais podem permanecer contraídos durante a contração do diafragma. Este então fica impedido de descer: sua parte central permanece fixa.
A contração do diafragma traciona as costelas para cima e as separa (o abdome não dilata ou "infla"). Para esse tipo de funcionamento do diafragma, é necessário um certo tônus dos músculos abdominais.

O diafragma pode agir de diferentes maneiras em relação aos abdominais.
O que deve ser lembrado é que esses dois músculos comumente trabalham de forma coordenada.

# O que é **a glote?**

É o espaço localizado entre as **pregas vocais**. Estas se encontram estendidas no interior da cartilagem tireóidea (mais conhecida pelo nome de *pomo de adão*).

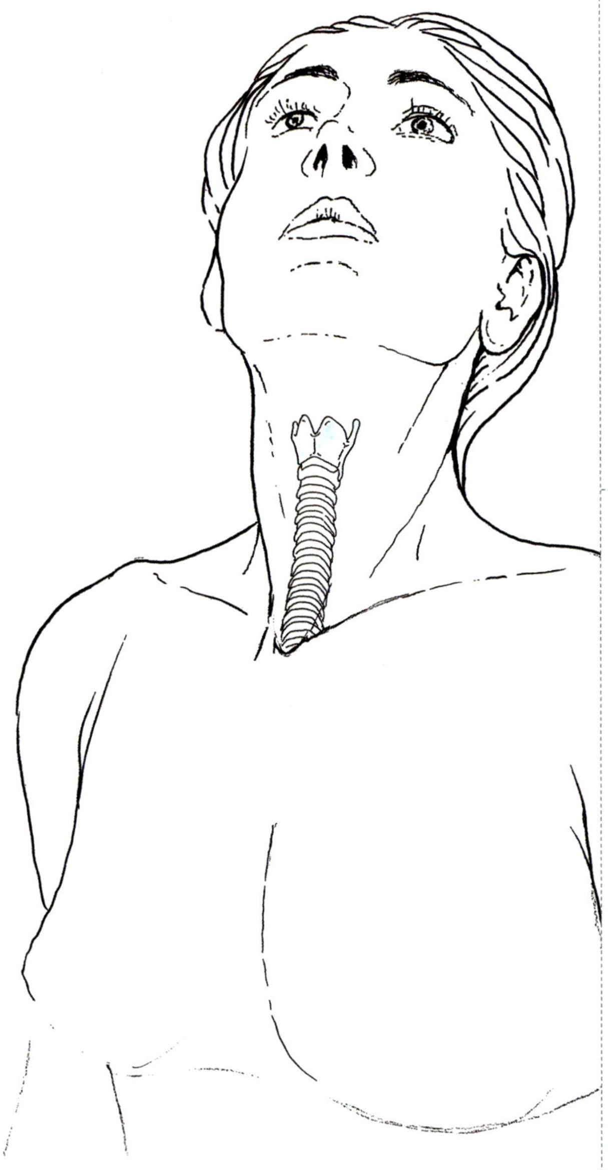

As pregas vocais podem estar afastadas (quando respiramos), podem ficar em contato (para produzir a voz) ou **em contato intenso, uma contra a outra**: é o que fazemos quando desejamos impedir que o ar passe (p. ex., logo antes de tossir ou ao soluçar).

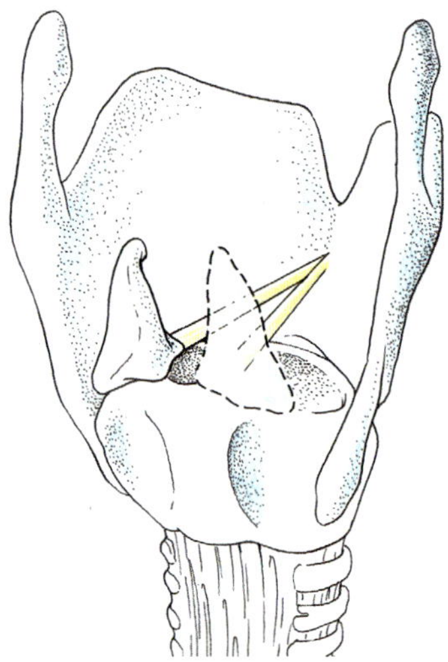

Durante um exercício abdominal intenso, podemos **fechar excessivamente a glote** e continuar a **"empurrar"** o ar em direção à glote fechada (o chamado golpe de glote). Isso permite **manter o tórax bem aberto durante o esforço**. Contudo, também provoca acúmulo de pressão sob a glote, e **essa pressão é enviada no sentido inverso, para baixo, em direção ao abdome e/ou períneo.**

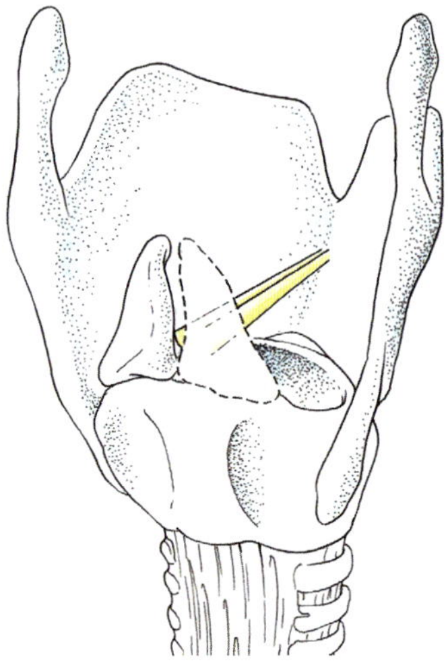

# O que é **uma hérnia?**

**É a saliência de um ou vários órgãos através dos tecidos que os contêm.**
As hérnias são frequentes na região do compartimento abdominal, pois este é constantemente colocado sob pressão, o que exige a resistência de suas paredes. Elas ocorrem nos pontos fracos da parede do compartimento abdominal. Na região do períneo, essas hérnias são denominadas *prolapsos*.

## Hérnia crural

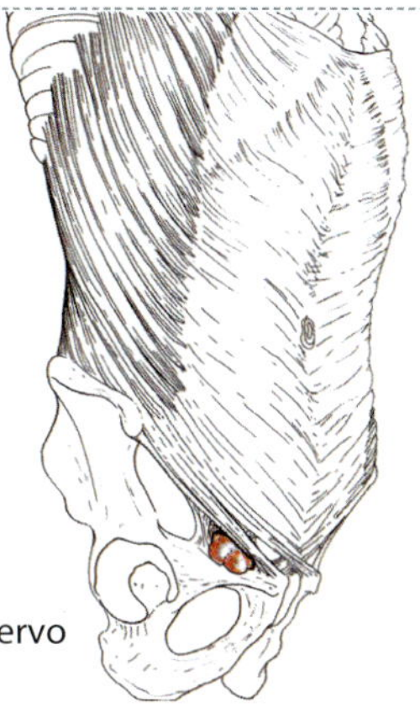

**Em sua parte inferior, os abdominais fixam-se em uma faixa fibrosa: o ligamento inguinal.** Sob esse ligamento encontra--se uma brecha por onde passam elementos que vão do tronco à perna: veia femoral, artéria femoral e nervo crural.

À meia distância, o ligamento inguinal se insere na pelve por meio de um pequeno ligamento. Isso impede que ela se afaste muito da pelve. Contudo, a fenda situada sob a arcada constitui uma brecha pela qual, algumas vezes, podem sair partes do intestino delgado. É o que denominamos *hérnia crural*.

## Hérnia inguinal

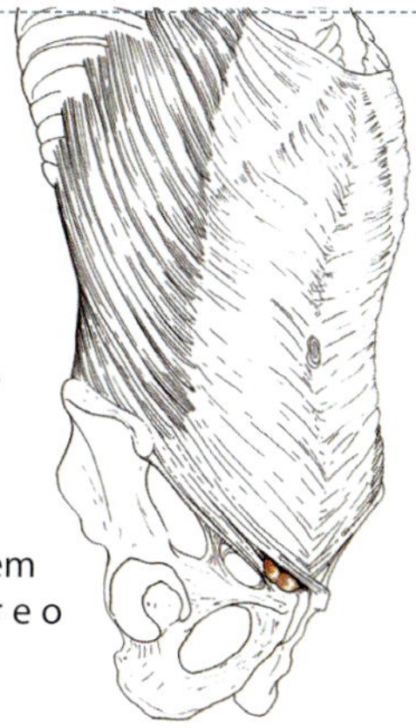

Os músculos abdominais fixam-se na borda superior do ligamento inguinal. Nesse nível, na região próxima do púbis, encontra-se uma pequena fenda: o anel inguinal, que serve à passagem de elementos entre o interior e o exterior da pelve:
- o cordão espermático, no homem, que liga os testículos às vesículas seminais;
- o ligamento redondo, na mulher.

O anel inguinal é formado pela sobreposição de fendas de cada um dos três músculos largos. É uma brecha localizada na parte baixa do compartimento abdominal, por onde pode emergir, ou mesmo sair, uma parte do intestino delgado: é o que denominamos *hérnia inguinal*.

## Hérnia da linha alba

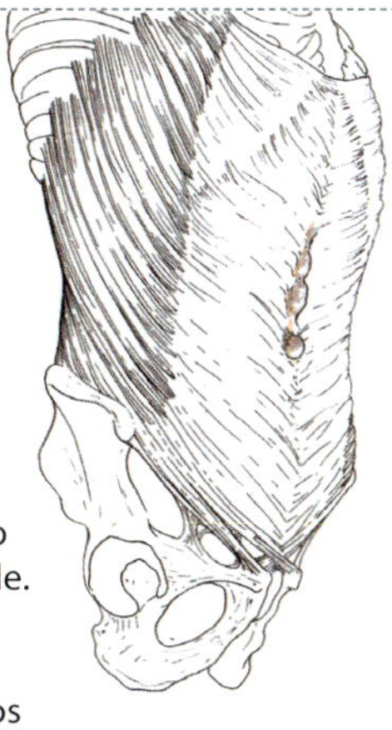

**Quando a linha alba é distendida, ela pode apresentar áreas mais finas que se tornam pontos fracos** e até mesmo pequenas brechas na parede. Uma parte do intestino delgado pode emergir ou mesmo sair por esses pontos fracos ou por essas brechas. É o que denominamos ***hérnia da linha alba.***

## Hérnia umbilical

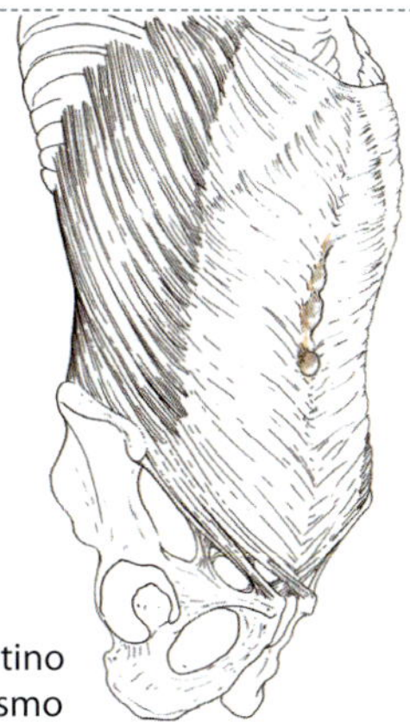

**Quando a linha alba é distendida na região do umbigo, a região torna-se um ponto fraco em relação a pressões,** e a cicatriz umbilical, em vez de côncava, torna-se saliente. É o que denominamos ***hérnia umbilical***. Uma parte do intestino delgado pode emergir ou mesmo extravasar por esse ponto fraco.

L

*Qualquer situação que aumente a pressão sobre o compartimento abdominal estimula o desenvolvimento de hérnias.*

# Em torno do **períneo***

**O períneo é a parte do corpo localizada no nível mais baixo do tronco.**
Trata-se de uma região composta por estruturas muito variadas: pele, músculos, gordura, corpos eréteis, órgãos (bexiga, reto, também útero e vagina nas mulheres), ligamentos, vasos e nervos. Algumas vezes o termo indica tudo isso, outras vezes indica principalmente as estruturas que se encontram entre os órgãos mais baixos e a pele.

## O assoalho pélvico

**Na região do períneo, o assoalho pélvico designa os músculos.**
Todos os músculos: tanto os superficiais como os profundos, tanto os músculos de sustentação (que formam as superfícies) como os músculos esfincterianos (que formam condutos).

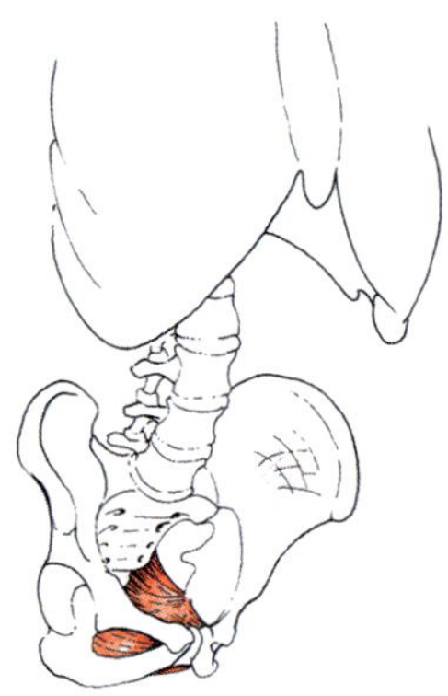

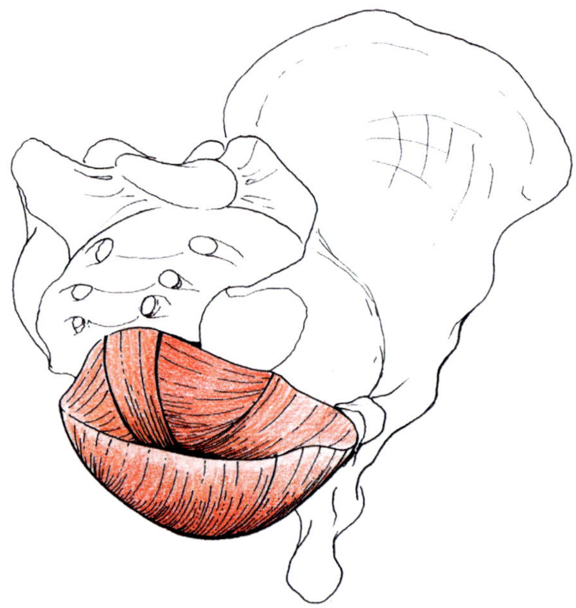

## A pelve menor

**O interior da pelve possui dois níveis.**
A parte mais alta, que também é a mais larga, é denominada *pelve maior*, e a mais baixa, que também é a mais estreita, é denominada *pelve menor*. Esta contém as chamadas *vísceras perineais*.

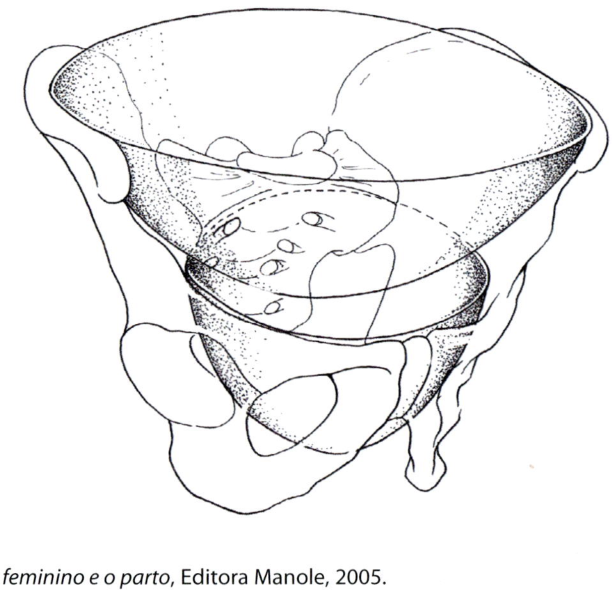

*Para mais detalhes, ver o livro da mesma autora: *O períneo feminino e o parto*, Editora Manole, 2005.

# Prolapso
## e incontinência

### Prolapso

**É a descida, parcial ou total, de um órgão da pelve menor para fora de seu espaço normal.**

As três vísceras da pelve menor feminina podem ser objeto de tais descidas, em decorrência da deterioração dos ligamentos ou da fraqueza dos músculos que as sustentam.

**As pressões repetidas sobre o períneo podem contribuir para prolapsos.** A vida cotidiana expõe o períneo a múltiplas pressões com causas diversas. Por essa razão **é conveniente não aumentá-las durante os exercícios abdominais.**

### Incontinência

**É quando não se tem o controle da retenção de urina.**

Isso pode assumir várias formas:
- **incontinência urinária de esforço:** durante um esforço que produz uma grande pressão sobre o períneo. É a forma mais frequente, principalmente entre mulheres com mais de 40 anos e, sobretudo, se o períneo tiver sofrido lesão durante gestações e partos;
- **incontinência por vontade muito frequente de urinar:** ocorre geralmente em pessoas mais velhas.

Podemos também observar **incontinências fecais**, isto é, incapacidade de reter as fezes.

L

*O fato de exercer pressões excessivas sobre o períneo durante exercícios abdominais muito intensos pode contribuir para a instalação dessas incontinências. Por isso, é necessário:*
*- dosar o volume dos exercícios em função do estado do períneo. Se ele estiver fraco, deve-se evitar os exercícios muito intensos, principalmente aqueles que exercem pressão na direção descendente do tronco;*
*- sempre trabalhar os abdominais em coordenação com o períneo.*

# Outras **palavras-chave**

## Dor muscular tardia

Trata-se de um estado doloroso de um músculo ou de um grupo de músculos após um esforço subitamente muito intenso e repetido. Em geral, a dor muscular tardia manifesta-se no dia seguinte ao esforço. A causa pode ser variada, mas o mais frequente é que ela seja decorrente de uma má eliminação dos resíduos produzidos pelo processo de contração, em razão de uma preparação insuficiente do tecido muscular.

## Cãibra

Trata-se de uma dor muscular que se assemelha muito à precedente, mas que ocorre durante a ação. Frequentemente, a cãibra é decorrente de uma má circulação sanguínea no interior do músculo, cuja causa pode ser variada: músculos insuficientemente preparados para determinada ação ou tipo de contração. As cãibras ocorrem em particular durante contrações estáticas (isométricas), longas e fortes.

## Vascularização

Esta palavra designa o recrutamento – rede – de vasos em uma área do corpo e o tipo de circulação – fluxos – que ocorre nesses vasos: circulação sanguínea em artérias e veias e circulação linfática em vasos linfáticos.
Em relação aos músculos abdominais, é importante que eles sejam tônicos e também que os exercícios favoreçam a circulação no interior desses músculos, garantindo a nutrição adequada e evitando cãibras e dores musculares tardias.
Isso é obtido:
- alternando constantemente as direções da ação, o que recruta as camadas musculares de forma alternada;
- variando o comprimento do músculo durante os exercícios.

## Fáscia

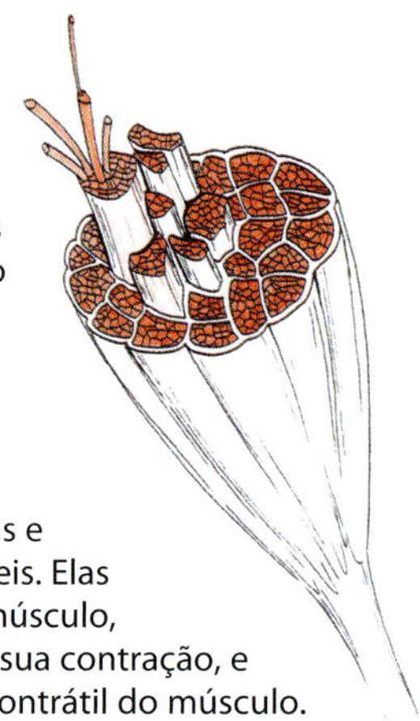

Esta palavra designa o tecido conjuntivo fibroso que encontramos em vários locais do corpo e que, mais comumente, envolve e separa as estruturas moles (p. ex., vísceras e músculos).
As fáscias não são verdadeiramente elásticas e também não são contráteis. Elas podem pertencer a um músculo, prolongando o efeito de sua contração, e constituem a parte não contrátil do músculo.
É o caso dos músculos abdominais largos, cujas fibras vermelhas (contráteis) se prolongam anteriormente por meio de capas esbranquiçadas. Essas fáscias específicas dos músculos são algumas vezes denominadas *aponeuroses*.

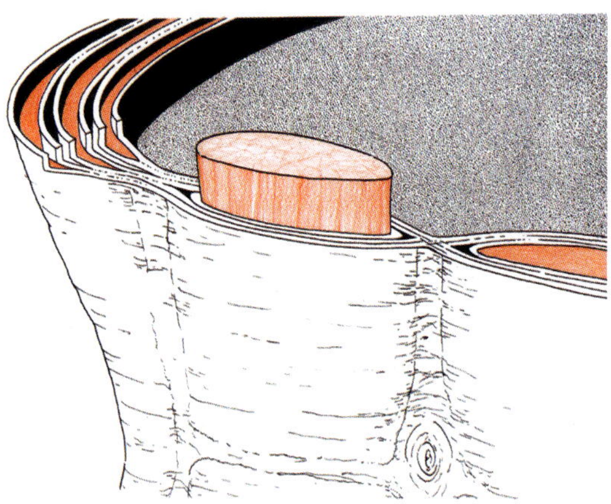

# Como os abdominais **tracionam a linha alba?**

1

**Cada músculo largo traciona a sua aponeurose para o exterior.** A aponeurose não encolhe por si só (ela não é contrátil). Ela não se distende (ela não é distensível nem elástica, apenas deformável): **ela se estende** sob o efeito da tração da parte contrátil (vermelha).

Quando os músculos largos se contraem dos dois lados simultaneamente, eles tracionam a aponeurose direita para a direita e a aponeurose esquerda para a esquerda. **Isso provoca uma separação da linha alba.**

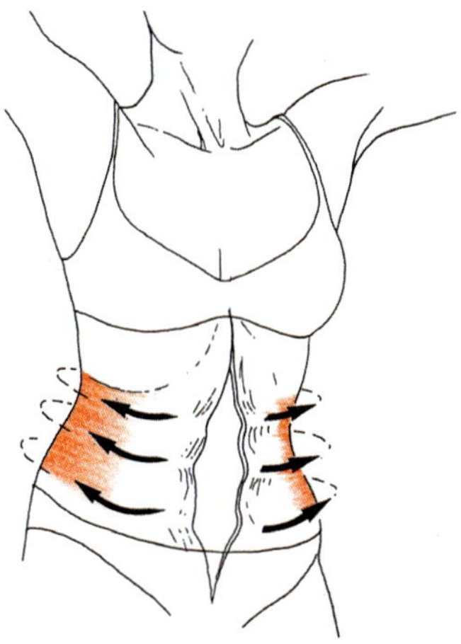

A contração do transverso traciona a aponeurose *perpendicularmente à linha alba* na totalidade de sua linha de ação. Ela tende a afastar, abrir a linha alba como se fosse um zíper, puxando pelos lados.

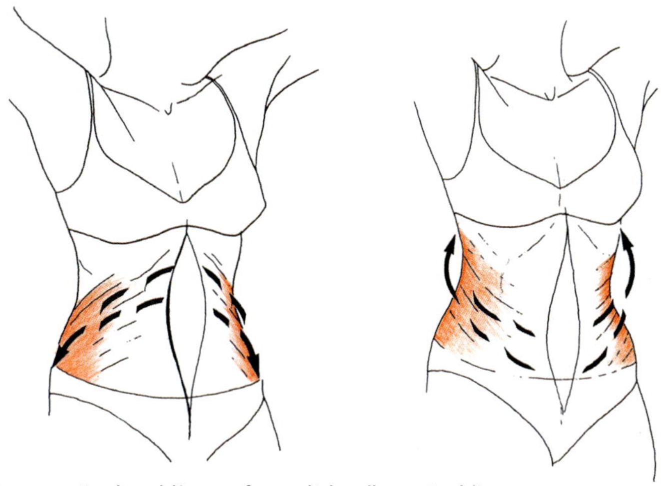

A contração dos oblíquos afasta a linha alba mais obliquamente:

- o oblíquo menor, principalmente na região superior.

- o oblíquo maior, principalmente na região inferior.

Dessa maneira, as contrações dos três músculos largos produzem uma forte tração que pode distender a linha alba, principalmente quando eles trabalham em conjunto. É o que ocorre quando procuramos *contrair o abdome assoprando*, pois é aí que a ação do músculo transverso, o que mais produz a separação, é dominante.

2

As fibras do reto do abdome são **paralelas à linha alba**. A sua contração não tem nenhum efeito de separação sobre a linha alba.

As contrações dos três músculos largos *afastam* a linha alba.
O reto do abdome é o único dos músculos abdominais que não *afasta* a linha alba.

# 3

# Abdominais e abdome plano – Por que fazer exercícios abdominais?

# Abdominais e abdome plano

# As *falsas* evidências

Associamos facilmente os termos "exercícios abdominais" e "abdome plano" – como se essa relação fosse natural e evidente. No entanto...

## Quebrando crenças e preconceitos

Os exercícios abdominais nem sempre produzem um abdome plano

Alguns exercícios abdominais provocam protrusão do abdome (p. 52-53)

É possível retrair o abdome sem contrair os músculos abdominais (p. 54)

Alguns exercícios abdominais afinam a cintura, mas não definem o abdome (p. 55)

Não é bom manter o abdome sempre plano (p. 56-57)

Ter um abdome plano não está relacionado apenas à prática de exercícios abdominais (p. 59-63)

Para obter um abdome plano, é necessário trabalhar os músculos abdominais de uma maneira específica (p. 65-69)

*A principal razão pela qual realizamos exercícios abdominais é a forma física: desejamos manter ou recuperar um abdome plano. Entre 200 pessoas que participaram de uma pesquisa, 197 responderam que essa era a principal razão pela qual elas desejavam realizar exercícios abdominais.*

# Alguns exercícios abdominais provocam **protrusão do abdome**

1

Todos os movimentos que **flexionam o tronco**

*Quando flexionamos a coluna dessa forma, o abdome é projetado para a frente.*

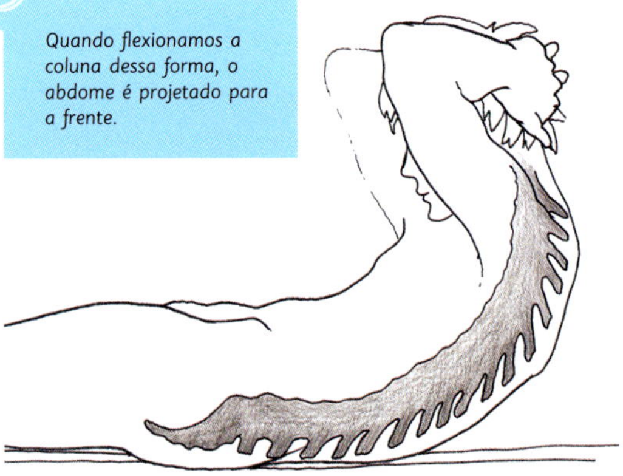

2

Movimentos que **abaixam a caixa torácica**

*Os órgãos alojados na parte inferior da caixa torácica são empurrados na direção do abdome.*

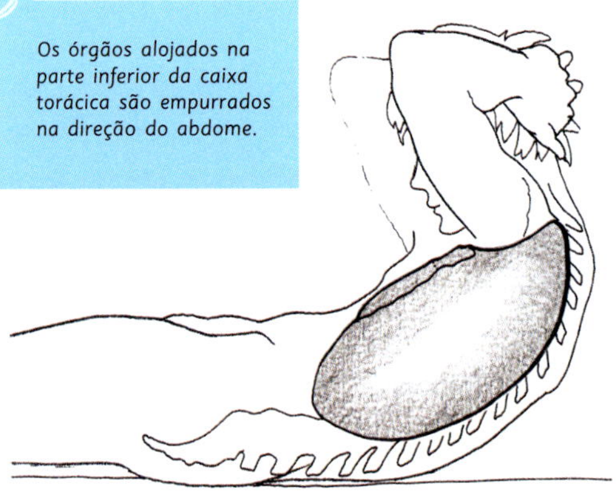

A contração dos músculos abdominais pode impedir a protrusão, ou abaulamento, do abdome; contudo:
- é necessário, mesmo assim, encontrar lugar para o volume do abdome que foi comprimido;
- a contração dos músculos abdominais não deve comprimir o alto do "abdome" ainda mais para baixo, em direção ao quadril.

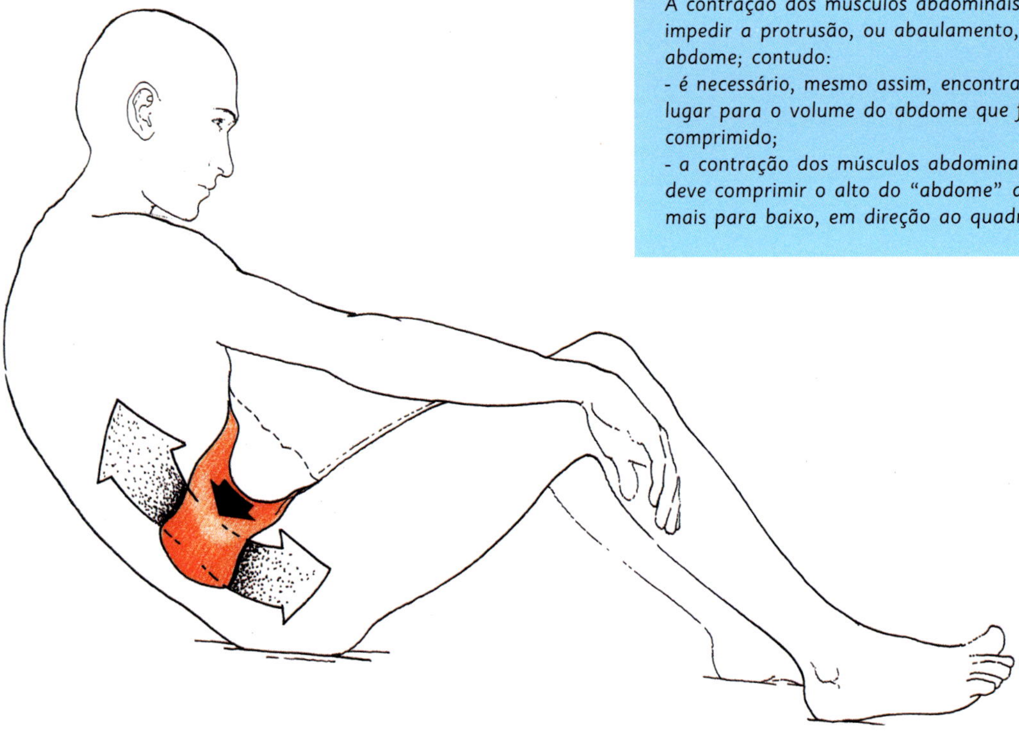

## 3

Todas as situações **nas quais realizamos abdominais com bloqueio da glote.**

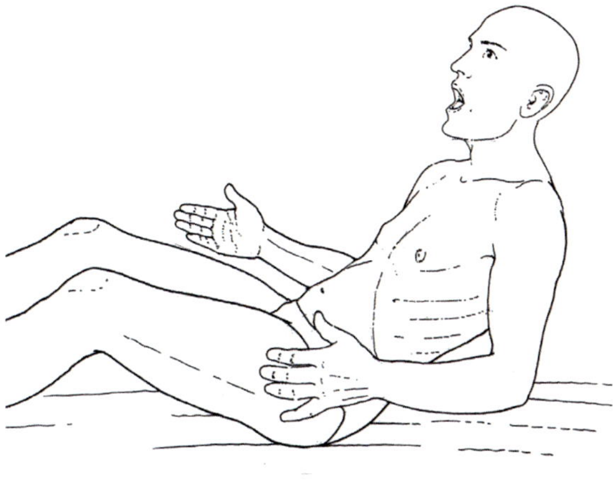

*Em um exercício abdominal intenso, tendemos a fechar a glote, para tornar a caixa torácica mais compacta e mais fácil de ser mobilizada. A glote fechada envia então uma forte pressão de retorno em direção ao abdome, que é projetado para a frente.*

## 4

Algumas vezes, vamos mais longe: **adicionamos a esse fechamento da glote a ação de "empurrar" para baixo (ação do músculo diafragma).**

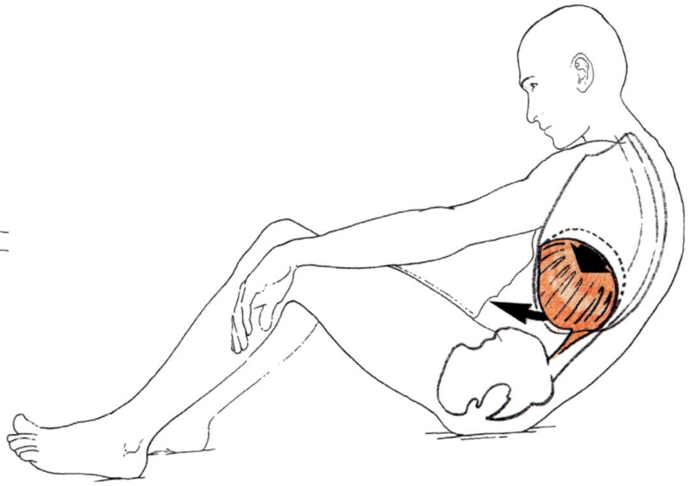

## 5

Exercícios que **solicitam apenas o transverso e somente na região da cintura.**

*Durante os exercícios abdominais, com frequência o abdome é contraído e a respiração é profunda. Isso solicita especialmente o músculo transverso.*
*No entanto, se não houver precisão quanto ao local exato em que o abdome deve ser retraído, e para qual direção, acabamos retraindo a cintura em um formato de ampulheta, e assim, os órgãos são forçados a se moverem para cima e, principalmente, para baixo.*

*Os exercícios de flexão abdominal (ver p. 77-89) combinam com frequência todos esses aspectos.*

# É possível retrair o abdome **sem contrair os músculos abdominais**

**Para isso, é necessário "abrir" a caixa torácica.**

**Quando abrimos as costelas dessa maneira, o tórax assume a forma e a função de uma ventosa:** ele "atrai" em sua direção às vísceras do abdome. O abdome então sobe e "afunda". Isso assemelha-se à retração do abdome feita pelos músculos abdominais, mas também pode ser efetuado com ou sem a ajuda deles.

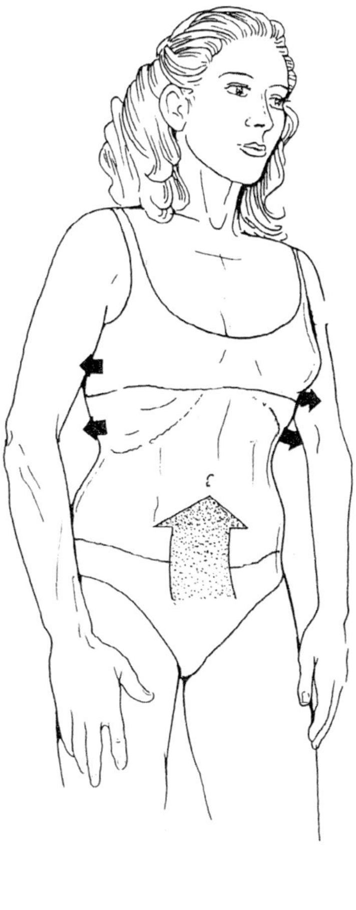

**Essa abertura pode ser consequência de uma elevação dos braços** ou uma extensão da coluna vertebral. Ela pode estar ou não associada a uma inspiração. Ela pode ser feita mesmo sem respiração (em apneia).

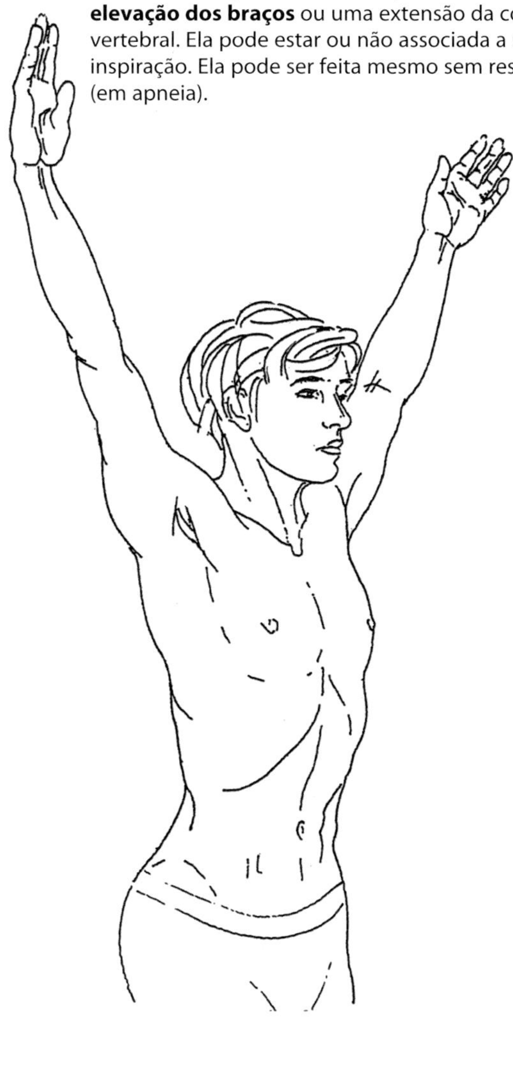

**Esse efeito é ainda mais acentuado se estivermos na posição deitada.**

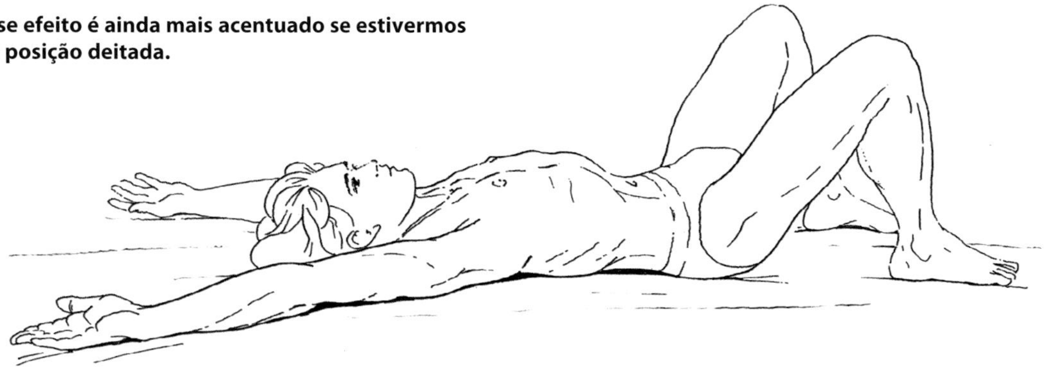

# Alguns exercícios abdominais **afinam a cintura,** mas não definem o abdome

A contração isolada do transverso reduz o diâmetro do abdome; **sua ação é a mais importante na região da cintura,** entre as costelas e o quadril, onde suas fibras são mais numerosas e mais longas.

Essa contração causa facilmente a constrição da cintura "em forma de ampulheta". Os órgãos da região contraída não alteram seu volume, apenas sua forma. Eles se deslocam para cima e principalmente **para baixo** da região comprimida, podendo formar um "pequeno ventre" abaulado logo abaixo da região contraída. O efeito é mais forte na posição vertical.

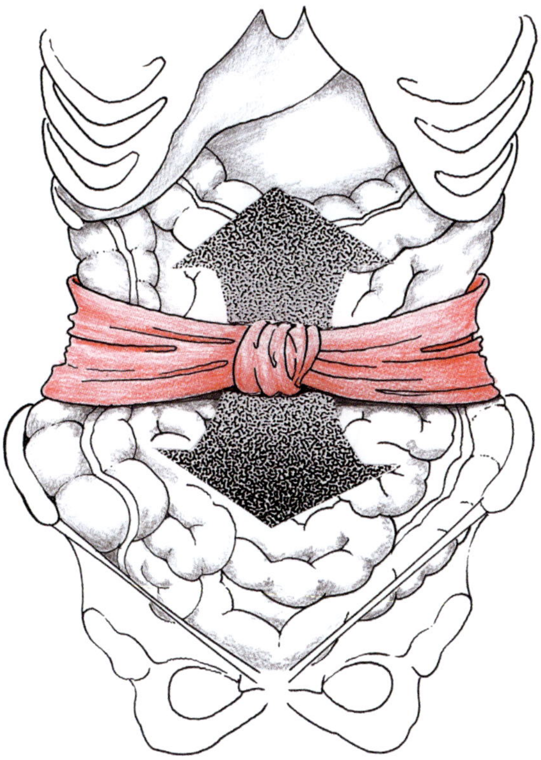

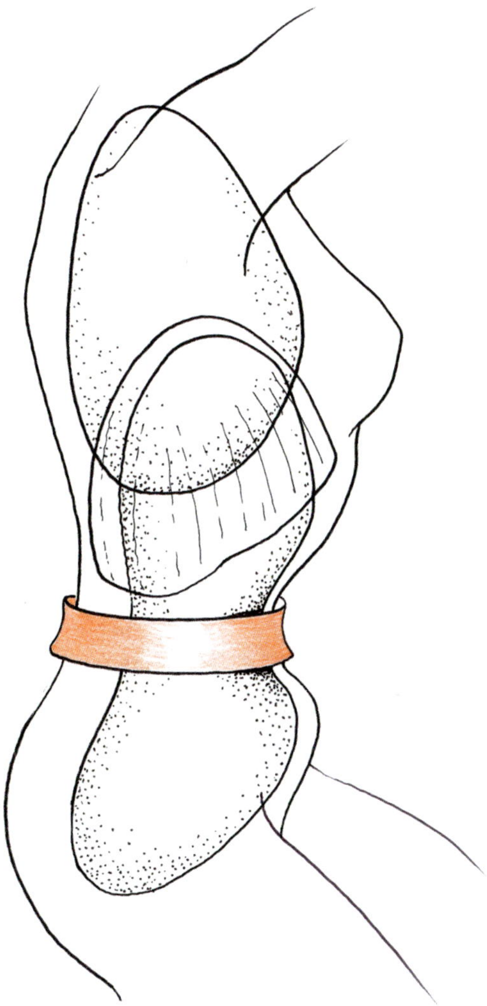

*Isso é particularmente visível quando as mulheres usam um cinto muito apertado na cintura: por reflexo, ocorre uma contração do transverso, indicada como um sulco sobre a pele da cintura. Sob esse sulco, é frequente a protrusão da parte inferior do abdome.*

# Não é bom

## manter o abdome sempre plano

**Os músculos abdominais fazem parte do compartimento abdominal, o qual circunda os órgãos do abdome.** Esses órgãos garantem funções muito variadas como, por exemplo, a digestão, a circulação e a evacuação.

**Cada um deles se enche e esvazia no ritmo de sua função graças a uma mobilidade visceral específica: a motilidade** (p. ex., os intestinos fazem que o produto da digestão avance por meio de contrações alternadas de suas paredes).

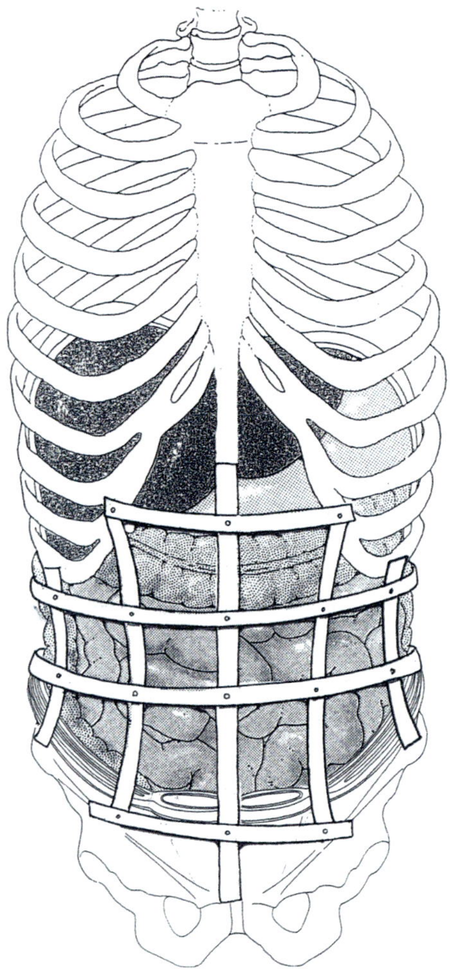

**Portanto, no que diz respeito à digestão, é importante:**

**– praticar exercícios para facilitar o trânsito intestinal.** A simples mudança de posição do corpo é uma forma de movimento para os intestinos. Esses exercícios podem ser os abdominais, principalmente se os variarmos;

**– descontrair o abdome em certos momentos do dia,** e mesmo mobilizá-lo, tanto com o abdome abaulado quanto com ele retraído, a fim de permitir que os órgãos fiquem mais livres. Em especial após as refeições, se e quando for possível. Nem sempre é fácil fazê-lo durante os dias de trabalho, podendo ser deixado para um dia de descanso ou durante as férias, por exemplo.

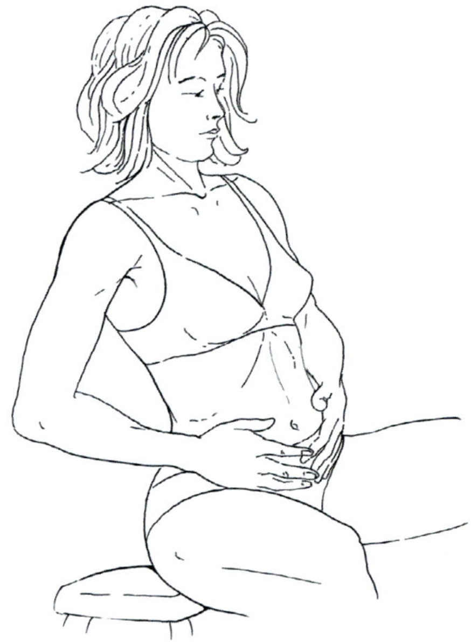

L

*Músculos abdominais constantemente contraídos podem obstruir a motilidade e impedir o bom funcionamento dos órgãos.*

# Retrair o abdome: **consequências** sobre o períneo e a próstata

## Retrair o abdome aumenta a pressão sobre o períneo

**Para deixarmos o abdome plano, de forma global, contraímos todos os músculos abdominais.**
Com a massa abdominal impedida de se mover para a frente, ela se distribui para cima e para baixo do abdome.
Resultado: há mais pressão sobre o períneo.

**Durante inspirações diafragmáticas,**
se desejamos retrair o abdome, torna-se impossível compensar a impulsão do diafragma com a região inferior do abdome. O abdome então se direciona para as costelas e também para o períneo, o que acarreta um aumento de pressão sobre os órgãos da pelve menor.

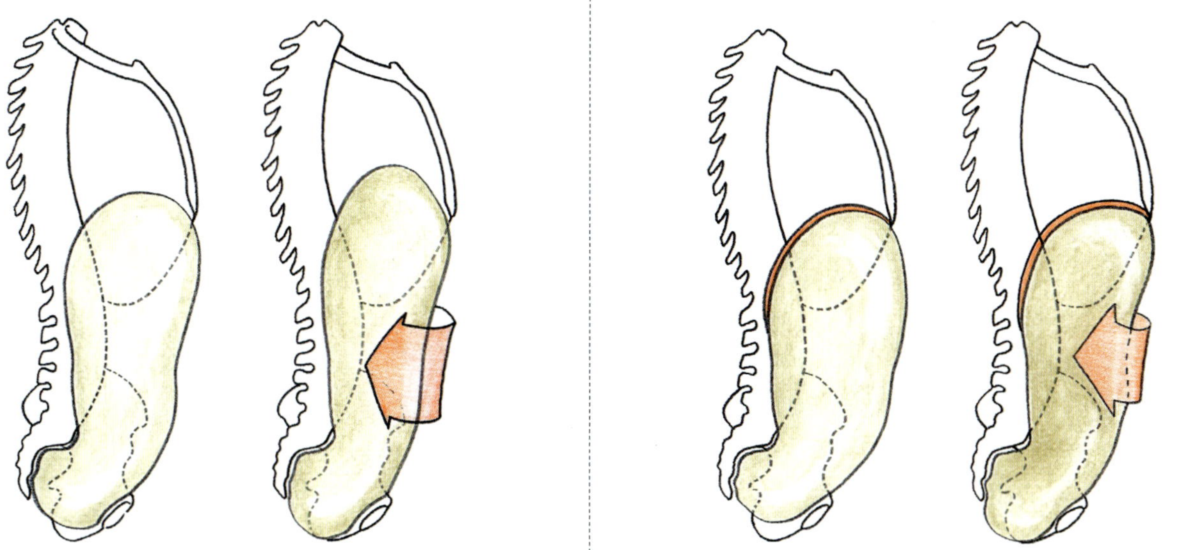

## Retrair constantemente o abdome pode comprimir a próstata

**Ao contrário do assoalho pélvico feminino, o masculino não apresenta fenda.** Ele é fechado, o que exclui toda possibilidade, ao contrário da mulher, de compensar os aumentos de pressão por um prolapso.

**Esse assoalho também possui uma superfície menor e, consequentemente, menos capaz de se deformar.** Se ele receber uma pressão descendente, em razão do trabalho dos músculos abdominais, ele a envia de volta quase que integralmente no outro sentido, de baixo para cima. É assim que a próstata pode ser comprimida.

L

*Retrair o abdome pode aumentar as pressões sobre o períneo.*

*Para o homem, durante o trabalho dos abdominais, é necessário privilegiar principalmente o aumento de pressões em relação ao períneo (abrindo as costelas ou realizando movimentos coordenados para que haja tonificação), ao passo que, na mulher, sem excluir esse aumento, deve-se buscar a tonificação do assoalho pélvico.*

# Abdome plano e abdome protruso

# Não se trata apenas **de exercícios abdominais**

| Os 9 fatores do abdome plano | Os 9 fatores do abdome protruso |
|---|---|
| Pouca ou nenhuma gordura entre a pele e os músculos abdominais (gordura subcutânea) | Gordura entre a pele e os abdominais (gordura subcutânea) |
| Pouca ou nenhuma gordura entre as vísceras (gordura peritoneal) | Gordura entre as vísceras (gordura peritoneal) |
| Um modo específico de inspirar com as costelas | Um modo específico de inspirar com o diafragma |
| Um modo específico de expirar com o abdome | Um modo específico de expirar com as costelas |
| Um tórax que não pesa sobre o abdome | Um tórax que pesa sobre o abdome |
| Uma coluna que não empurra o abdome para baixo | Uma coluna que empurra o abdome para baixo |
| A força dos abdominais | A fraqueza dos abdominais |
| A coordenação dos abdominais | A falta de coordenação dos abdominais |
| Um bom trânsito intestinal | Flatulência intestinal |

# A gordura
## e o abdome plano

**A gordura instala-se com facilidade na altura do abdome.**

**Para perdê-la, podemos:**
- investir na alimentação (dieta, ou melhor, buscar o equilíbrio alimentar);
- praticar exercícios (que contribuam para queimar as gorduras, incluindo exercícios abdominais);
- recorrer à cirurgia (remoção de gordura por meio da lipoaspiração).

**Podemos ter ações mais específicas em relação ao local de instalação da gordura.**

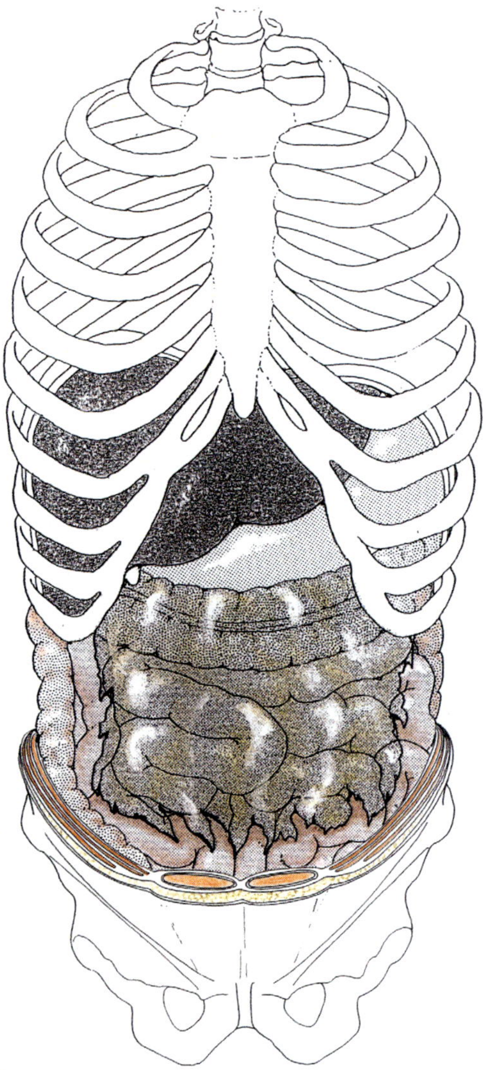

## Entre as vísceras

*As vísceras abdominais estão contidas em uma membrana denominada peritônio. Esse envelope dobra-se sobre si mesmo em vários locais, profundamente, entre as alças intestinais. Ele também forma uma grande dobra na frente dos intestinos: o omento maior.*

**A gordura aloja-se comumente sobre o omento maior e entre as dobras mais profundas do peritônio.**

**Para perder essa gordura, nós podemos:**
- mobilizar as vísceras por meio de uma ginástica específica;
- massagear as vísceras por meio de uma massagem específica.

## No nível da pele

*A pele possui duas camadas principais:*
*- a epiderme, que podemos ver e tocar. É a camada superficial;*
*- a derme, mais profunda e mais espessa, que constitui a camada mais viva. A parte mais profunda da derme (hipoderme) contém células que podem ou não armazenar gordura: são os adipócitos.*

**Quando engordamos, a gordura instala-se na hipoderme,** em locais específicos do corpo, em particular na altura da parede anterior do abdome.

**Para perder essa gordura, nós podemos:**
- massagear a pele desse local a fim de mobilizá-la;
- alongar e fortalecer a massa muscular dos oblíquos maiores e dos retos do abdome, localizados logo abaixo da pele.

L

*Em relação à perda de gordura, a realização de exercícios abdominais tem um efeito indireto: todos os exercícios físicos contribuem com a queima de gordura.*

# Um tórax

## que pesa ou não sobre o abdome

**O abaixamento da caixa torácica produz duas ações:**

**– O diâmetro torácico diminui,** pois o esterno aproxima-se da coluna vertebral, e o que se encontra no interior da caixa desloca-se em direção ao abdome, por não ter mais espaço suficiente.

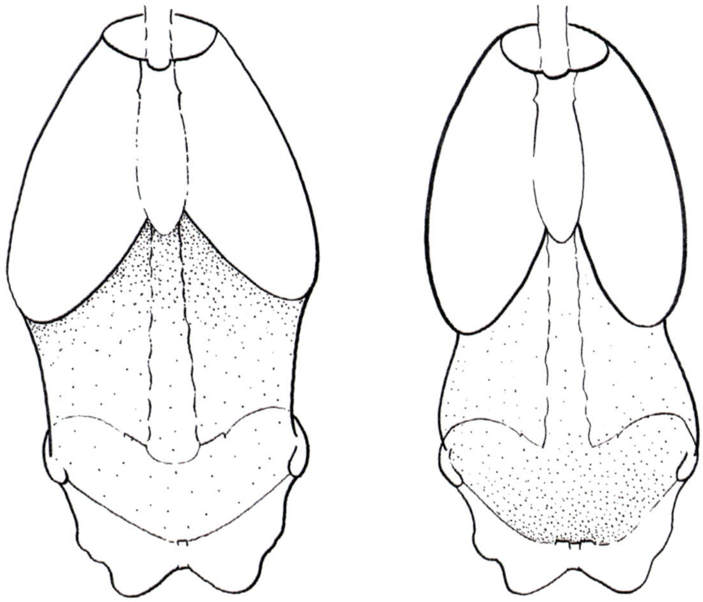

**– O volume da caixa torácica diminui em altura,** deslocando os órgãos do tórax em direção ao abdome. Os órgãos do tórax devem, então, se alojar mais abaixo. Eles têm uma tendência a se deslocar na direção do abdome. O abdome protrai e coloca a parede abdominal sob tensão.

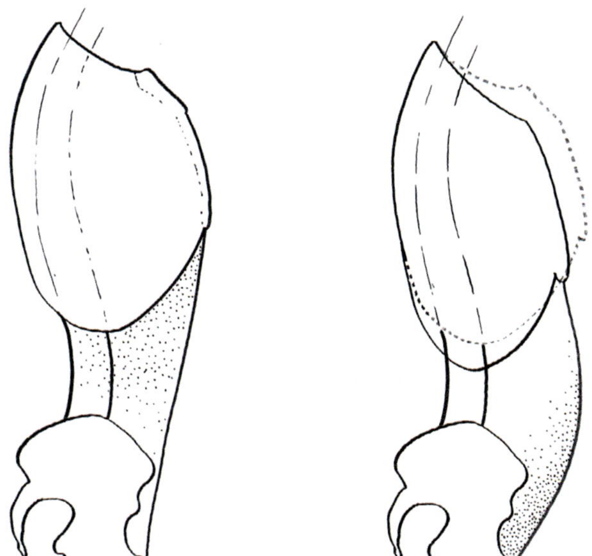

*Para obter um abdome plano, é necessária uma certa abertura da caixa torácica.*

# **Uma coluna** que

**Quando flexionamos a coluna vertebral para a frente, a massa de órgãos sofre uma deformação.** Ela passa a se distribuir de forma menos homogênea ao longo do tronco e desloca-se parcialmente para a frente, fazendo o abdome tender a se abaular.

**Se a flexão da coluna for feita do quadril em direção ao pescoço,** os órgãos são empurrados em direção ao tórax. Sentimos muito bem essa ação quando, após uma refeição, nos sentamos sobre um assento mole. Isso pode inclusive provocar episódios de refluxo.

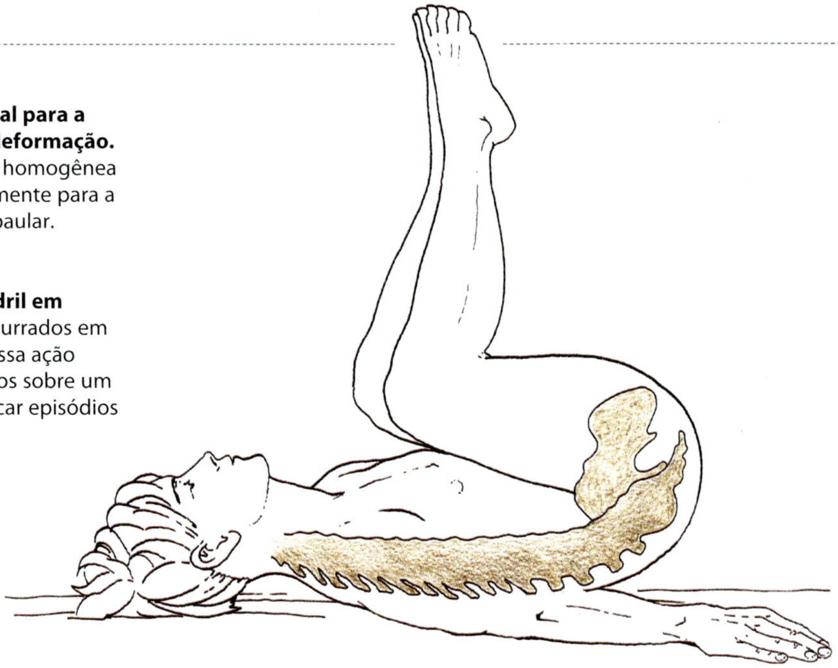

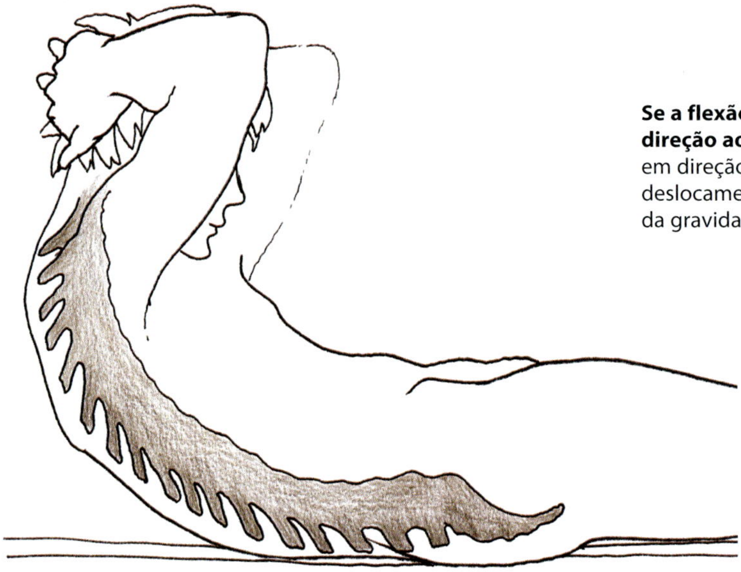

**Se a flexão da coluna for feita do pescoço em direção ao quadril,** os órgãos são empurrados em direção à pelve. Na posição vertical, esse deslocamento será ainda mais acentuado pela força da gravidade.

# empurra ou não o abdome para baixo

## Posição vertical e abdome plano

A posição em pé aliada ao arredondamento das costas (cifose) tende a fazer o abdome se protrair.

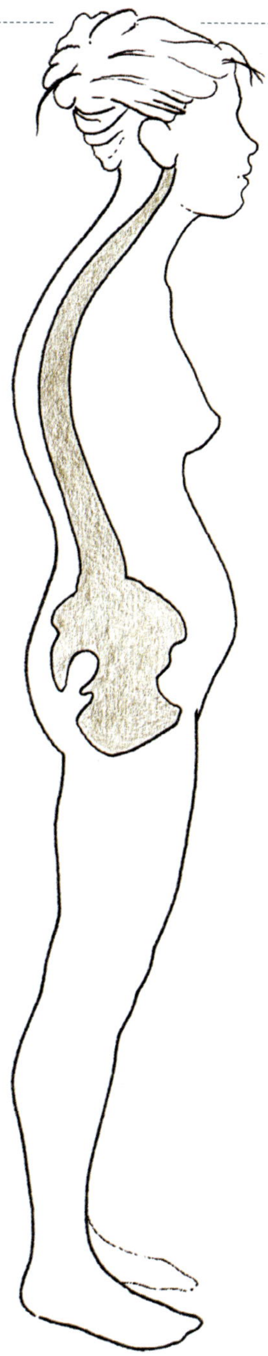

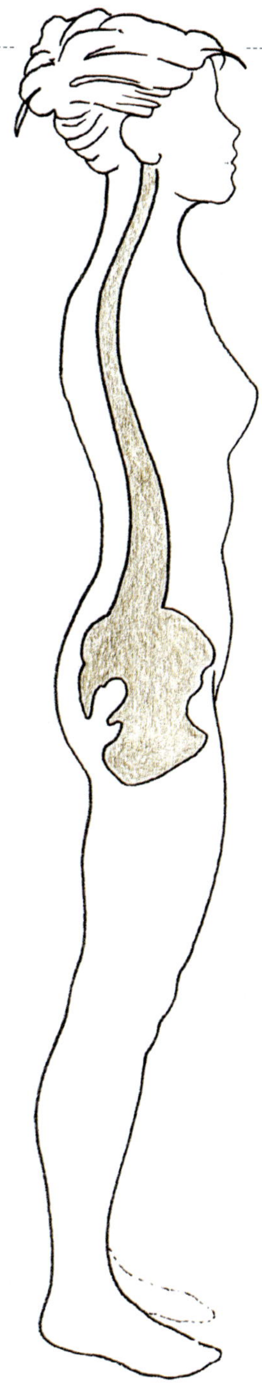

Retificar a coluna, sem contrair os músculos abdominais, evita parcialmente a protrusão do abdome.

**A coluna e a caixa torácica geralmente movem-se em conjunto.**
*A flexão da coluna com frequência ocorre em conjunto com a descida das costelas (os dois movimentos apresentam uma tendência espontânea de sincronização). Essa sincronização contribui para o deslocamento dos órgãos em direção à pelve.*

# Recomendações para ter um abdome plano

# Alternar as contrações e os alongamentos dos músculos abdominais

Quando alternamos contração e alongamento (ou alongamento e contração), **a parte contrátil do músculo muda de volume e de forma, o que mobiliza o tecido muscular e favorece a circulação sanguínea no ventre.**

Os exercícios propostos no final deste livro alternam frequentemente o alongamento e a contração dos abdominais.

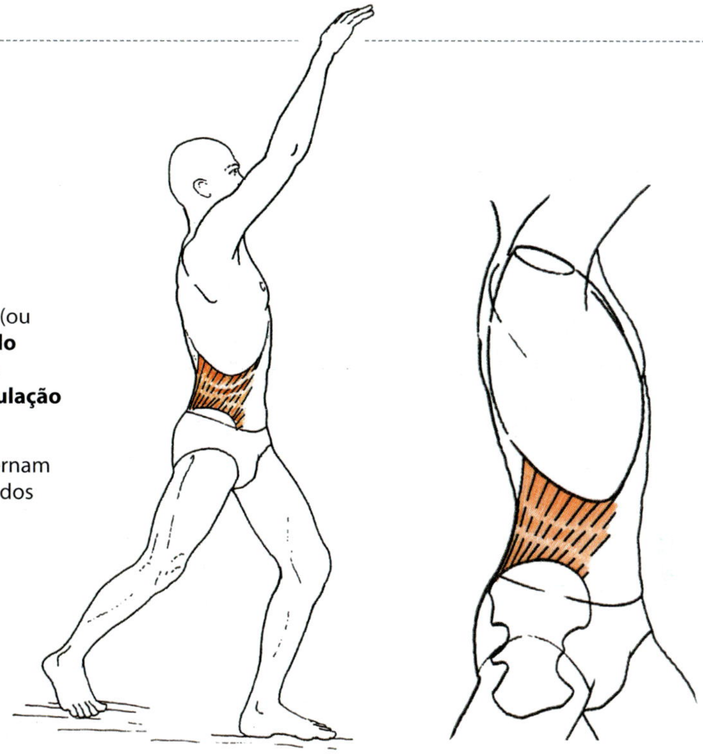

alongamento do oblíquo menor

Na contração, a parte contrátil do músculo (vermelha) desliza sobre ela mesma e torna-se mais espessa. A parte não contrátil, branca (tendões, aponeuroses), é colocada sob tensão pela contração. No alongamento, as duas partes são colocadas sob tensão.

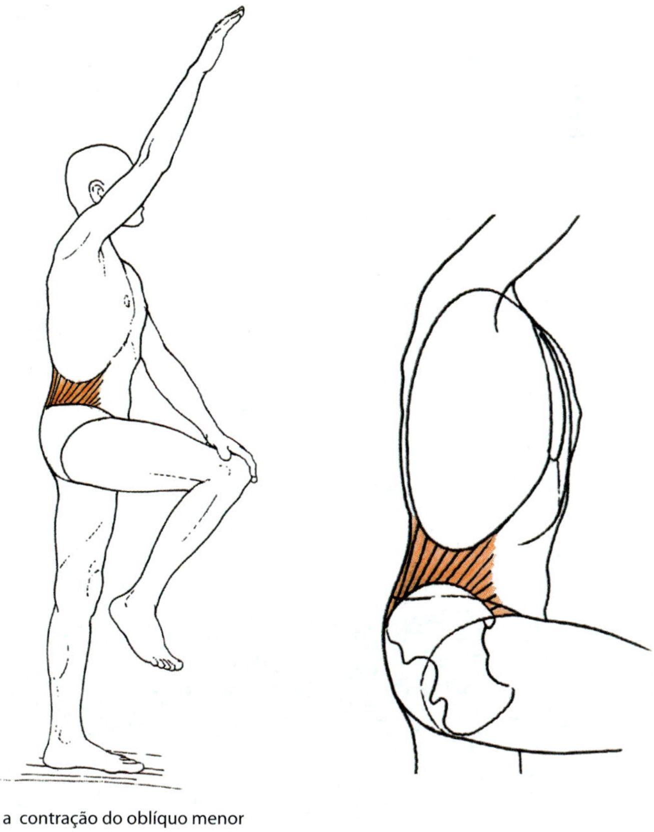

e, em seguida, a contração do oblíquo menor

# Alternar as contrações dos músculos largos

Os músculos "largos" estão superpostos e cruzados como um folheto. Eles formam três camadas que aderem um pouco entre si pelos seus "envelopes": suas aponeuroses.

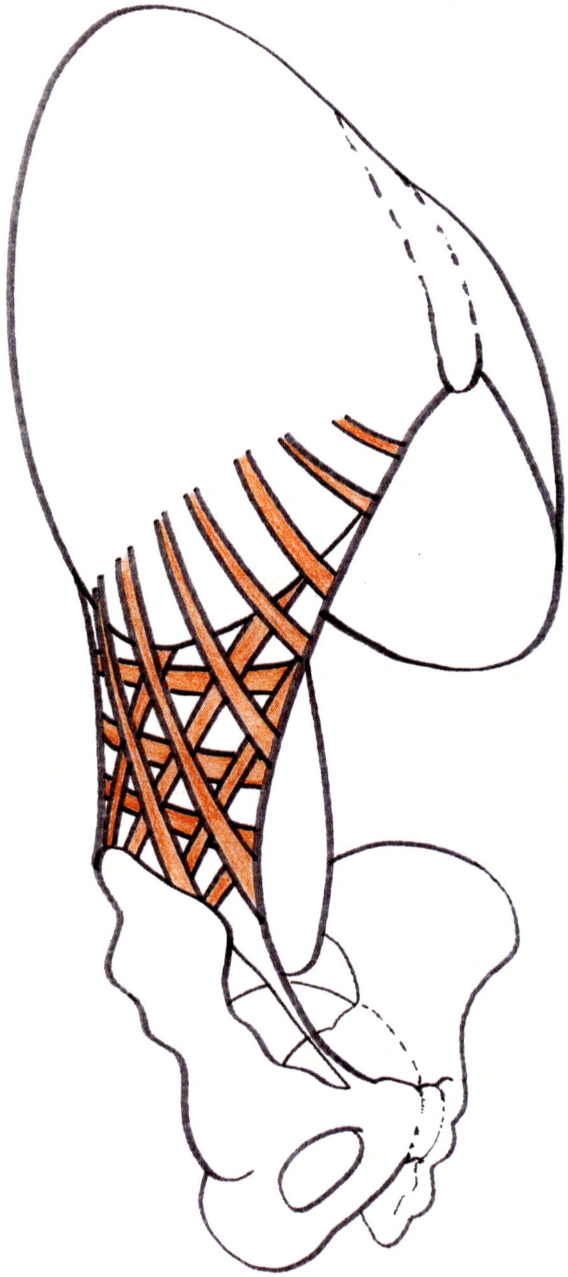

Quando um oblíquo se contrai preferencialmente em um exercício, ele leva a tripla camada a uma determinada direção (aquela do encolhimento de suas fibras).

Isso deforma os dois outros músculos "largos", cujas fibras não estão dispostas no mesmo sentido. Elas ficam "aglomeradas", como as fibras de um pano torcido.

Na contração seguinte, se contrairmos o outro oblíquo, o mesmo fenômeno ocorrerá para a tripla camada, mas no sentido contrário.

Os exercícios propostos no final deste livro alternam frequentemente as contrações dos músculos largos.

L

*Quando alternamos as contrações dos músculos largos entre si (oblíquos e transversos), os deslizamentos/ massagens que eles sofrem ativam a circulação e favorecem a nutrição muscular e a drenagem.*

# **Alternar as contrações** *dos músculos largos e dos retos do abdome*

**Os músculos "largos" tracionam a aponeurose anterior e a direcionam para o exterior:**
eles produzem uma tensão lateral.

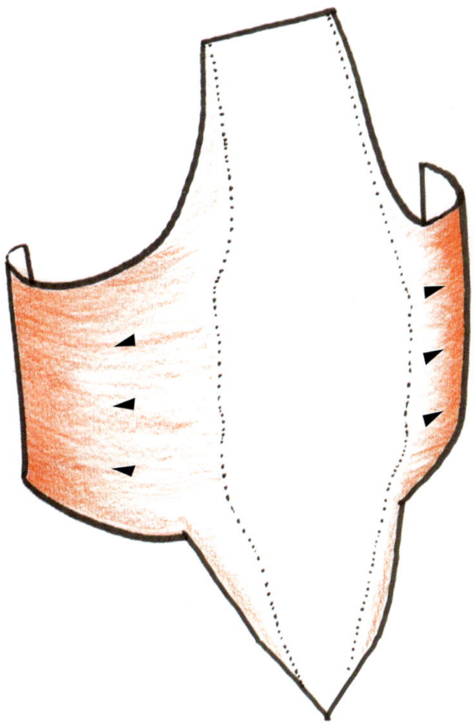

**Quando se contrai, o reto do abdome diminui a sua dimensão de modo longitudinal,**
ao longo da parede abdominal, e leva junto a aponeurose anterior no sentido de suas fibras.

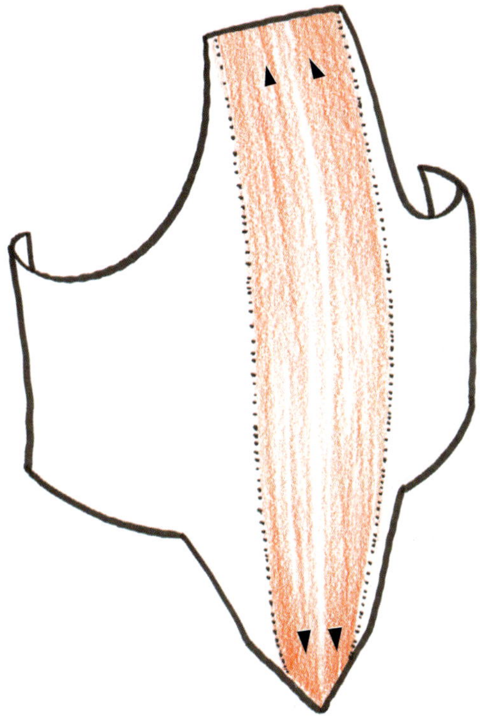

L

*Alternar a direção das trações permite o deslizamento dos tecidos que mantêm sua mobilidade e drenagem.*

# Coordenar os músculos abdominais **entre si**

Cada um dos músculos abdominais pode contrair-se total ou parcialmente porque são inervados por grupos de nervos diversos.

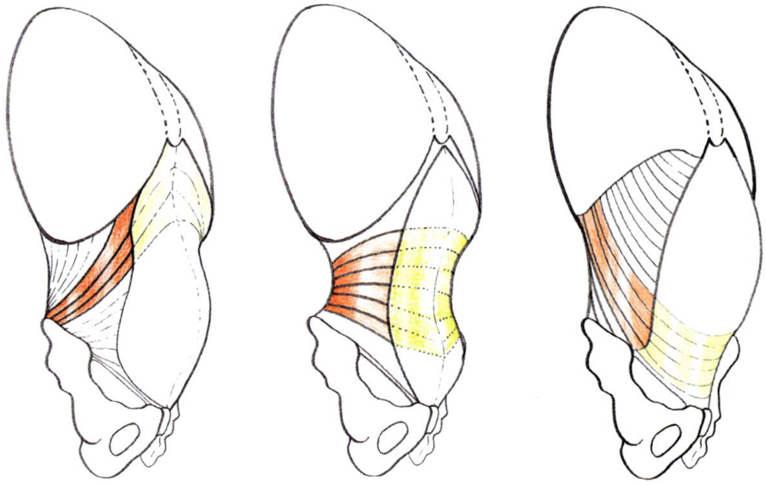

1

**Podemos realizar contrações escalonadas dos abdominais, em níveis precisos.**
Podemos retrair a parte superior do abdome, o meio (cintura) ou a parte inferior. Basta fazer a experiência para constatar que isso é possível, e até mesmo fácil.

2

**Podemos também combinar as contrações por meio de retrações sucessivas do abdome em uma mesma direção.** Isso mobilizará a massa visceral em um determinado sentido, tal como um creme dental que é empurrado quando pressionamos em uma ou em outra extremidade do tubo. Certas coordenações são mais interessantes, e outras menos.

3

**A dinâmica do abdome plano.** Se retraimos inicialmente a parte superior e, progressivamente, passamos para a parte inferior, empurramos o abdome em direção à pelve. Nesse caso, é difícil obter um abdome plano. Por outro lado, se começarmos contraindo a parte inferior e passarmos para a parte superior, favorecemos a retração e a subida do abdome. Se quisermos obter um abdome plano, é necessário trabalhar dessa maneira, em "contração ascendente".

*Na flexão abdominal, nós flexionamos a coluna de cima para baixo: tendemos a contrair os abdominais no mesmo sentido, o que não é desejável para o períneo nem para a parede abdominal. Valeria mais, embora o movimento seja descendente, realizar uma coordenação "ascendente", que protege o períneo. No entanto, isso é difícil por ser no sentido contrário.*

Em um exercício abdominal, a "sincronização visceral" em geral se submete ao esquema dominante da "sincronização esquelética".

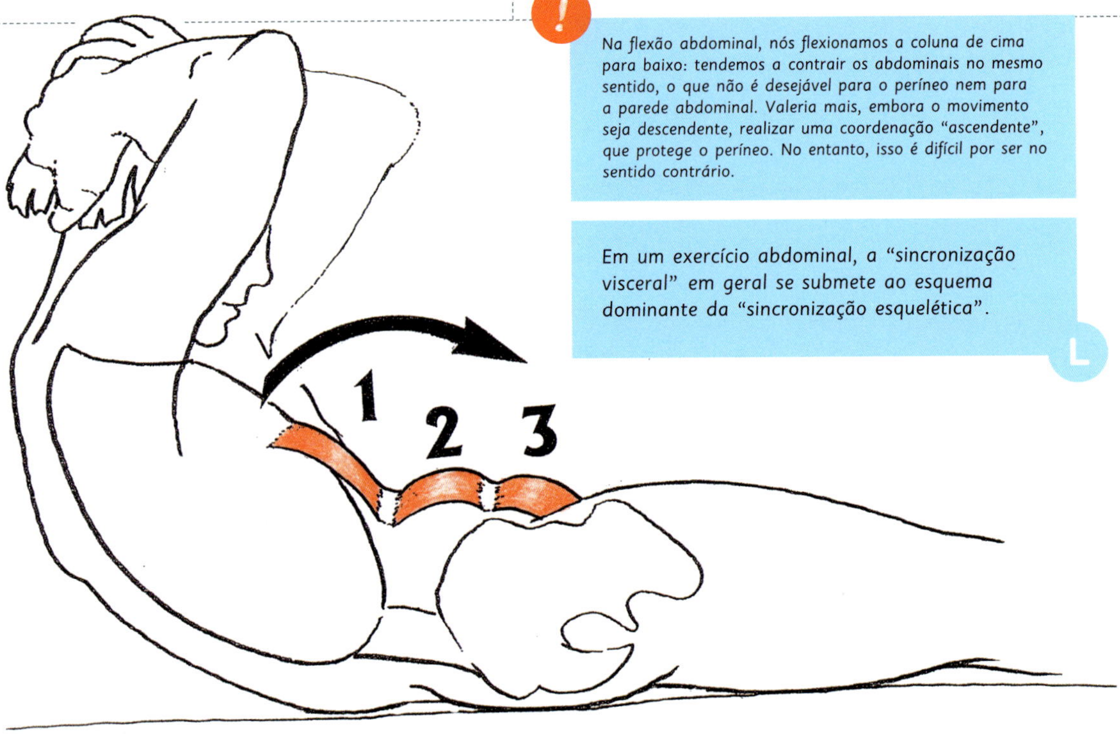

# Coordenar os exercícios abdominais **com a respiração**

O estudo detalhado das possibilidades de coordenação entre exercícios abdominais e respiração foge do objetivo deste livro. **Serão abordados aqui dois tipos principais de inspiração e de expiração.**

**A inspiração pode ser diafragmática** (ela provoca *protrusão* do abdome), **ou costal** (o abdome apresenta uma tendência a *retrair*).

Se praticamos sequências de abdominais na inspiração, é melhor optar por uma inspiração *costal*. É o que será proposto nos exercícios no final do livro.

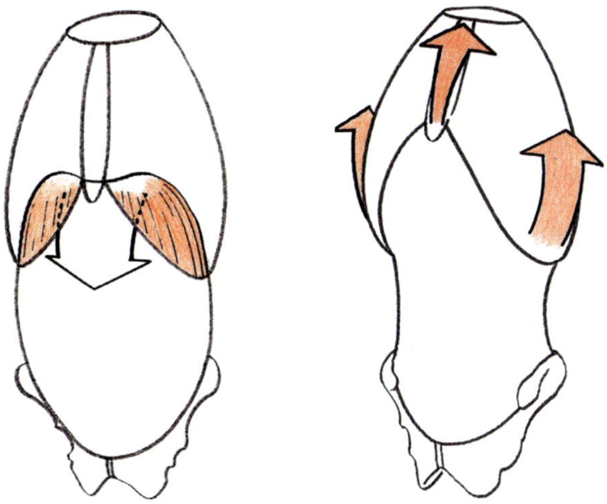

**A expiração pode ser costal** (abaixamento das costelas), provocando *protrusão* do abdome, ou **abdominal** (subida do abdome em direção ao tórax), na qual o abdome apresenta uma tendência a *retrair*.

Se praticamos sequências de abdominais na expiração, é melhor optar por uma expiração *abdominal*. É o que será proposto nos exercícios no final do livro.

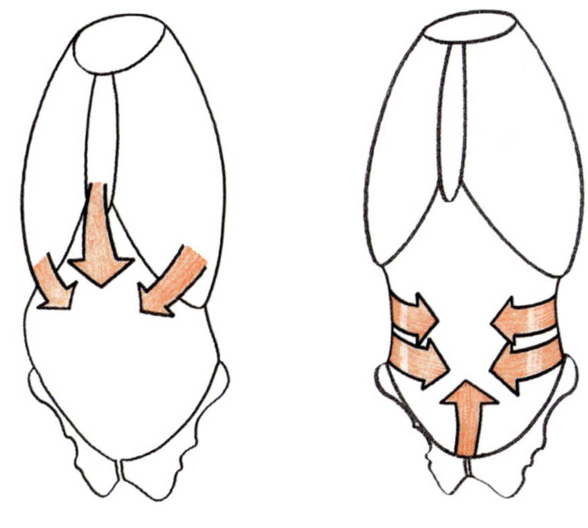

No entanto, **os exercícios abdominais geralmente impõem uma forma de respiração**: eles tracionam as costelas para baixo e temos uma tendência a associá-los a uma expiração costal. A escolha inversa não é espontânea e, portanto, exige um aprendizado.

L

*Se contrairmos os abdominais na expiração, é importante que esta seja realizada por uma subida do abdome, e não por uma descida das costelas.*

# Abdome plano e força dos abdominais

# Força e **dosagem pessoal**

Fortalecer a musculatura abdominal de forma isolada é insuficiente para obter um abdome plano. Além disso, priorizar seu desenvolvimento induz a riscos. É importante, entretanto, **trabalhar os abdominais quando sua força for necessária.**

Como para todos os músculos do corpo, a força dos abdominais é desenvolvida a partir de exercícios de reforço denominados também exercícios de tonificação ou de musculação. **O princípio fundamental desses exercícios é sempre o mesmo: é necessário contrair o músculo contra uma resistência superior àquela que ele encontra habitualmente.**

!

*Isso não tem nada a ver com exercícios de alongamentos, de relaxamento ou de coordenação de movimentos. Trata-se de desenvolver a força do músculo.*

Existe uma noção de dosagem pessoal: **a resistência superior àquela que o músculo encontra habitualmente não é a mesma para todos**. Ela será muito maior para os indivíduos treinados (atletas, dançarinos profissionais) e será muito menor para os indivíduos menos treinados (aqueles que praticam uma ou duas horas de ginástica por semana). Essa resistência será pequena também para uma pessoa que jamais se exercita ou que está enfraquecida (idosos, convalescentes). Entre esses três exemplos marcantes, existe uma enorme quantidade de variações de graus de força, e podemos acrescentar que **cada um deve encontrar a dose correta para sua própria resistência**, que pode variar de um dia a outro. É por isso que é necessário encontrar a dose específica individual de resistência quando se propõe exercícios para fortalecer os músculos abdominais em uma aula em grupo. O mesmo raciocínio é imperativo se utilizarmos um equipamento ou se os exercícios forem realizados a partir de um livro ou de um vídeo. A dosagem não é a mesma para todos.

L

***Então, como descobrir seu nível de resistência pessoal?***
*Você pode trabalhar com um profissional que saberá lhe dizer até onde ir, quantas séries realizar, como regular a força do aparelho, etc. O exercício fará com que você respire mais e acelerará o seu coração, porque seus músculos trabalharão mais do que o habitual. Contudo, conduza essa mudança de ritmo com moderação e progrida regularmente de uma sessão a outra. Jamais force de modo bruto. Se você sentir dor pós-esforço entre as sessões, isso significa que a intensidade dos exercícios foi excessiva ou que você não respeitou os tempos de descontração e de respiração o suficiente entre os tempos de contração.*

4

# Os cinco principais exercícios abdominais

# Para trabalhar os abdominais: a "receita" com base na fundamentação anatômica

O princípio básico é sempre o mesmo.

**É necessário fixar ou mobilizar as partes do tronco sobre as quais os músculos abdominais estão inseridos:**
- a pelve;
- as costelas;
- a coluna lombar ou toracolombar.

**É necessário criar ou aumentar a resistência à ação proposta,** o que a torna mais difícil de ser realizada (ver p. 71).

## Como criar ou aumentar uma resistência?

**Pode ser o peso da cabeça que traciona a caixa torácica (ver exercícios de flexão da cabeça sobre o tórax, p. 78)**

**Pode ser o peso da cabeça e do tórax (ver exercícios de flexão do tórax sobre o abdome, p. 78)**

**Pode ser o peso da cabeça, do tórax e do abdome que tracionam a pelve (ver exercícios de flexão da parte superior do corpo sobre a pelve, p. 78)**

**Pode ser adicionando o peso dos braços aos demais elementos citados, tornando o exercício mais intenso**

**Pode ser o peso das pernas que traciona a pelve (ver exercícios de elevação de pernas e rotação de tronco, p. 92 e 106)**

**Pode ser o impulso de um parceiro ou de um aparelho**

**Pode ser a resistência de um apoio ou a fixação de uma parte do corpo**

**Etc.**

# Quais são **os riscos** *associados aos exercícios abdominais?*

## Riscos para:

**o períneo** (p. 82, 101, 113)

**a parede abdominal,** por exemplo, hérnias (p. 80)

**os discos intervertebrais lombares e torácicos** (p. 84, 86, 96, 102, 108)

**os discos intervertebrais cervicais** (p. 88)

# Flexões de tronco ou flexões abdominais

# **As flexões abdominais**
## *são um dos exercícios abdominais mais conhecidos*

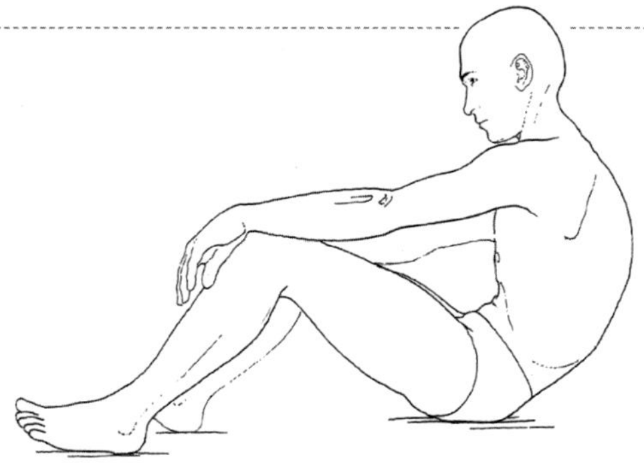

## Orientações

Deitado de costas.

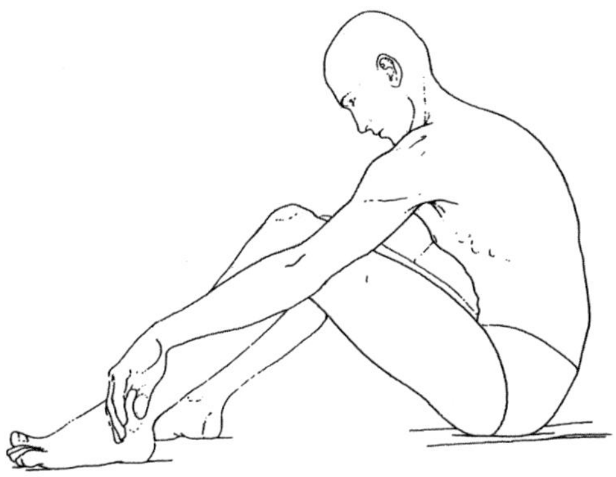

Procure flexionar a cabeça em direção à pelve. Em seguida, faça o mesmo com o pescoço e os ombros e, depois, com a caixa torácica. Eventualmente pode-se ir até a posição sentada, deslocando o tronco em direção às pernas.

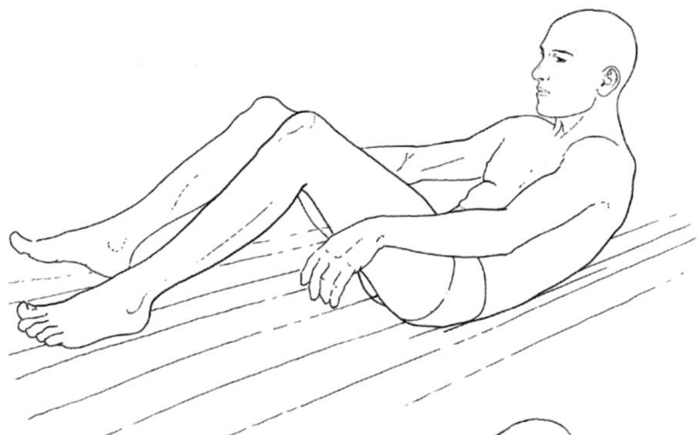

**O exercício pode ser realizado diretamente para a frente ou um pouco para a direita ou para a esquerda.**

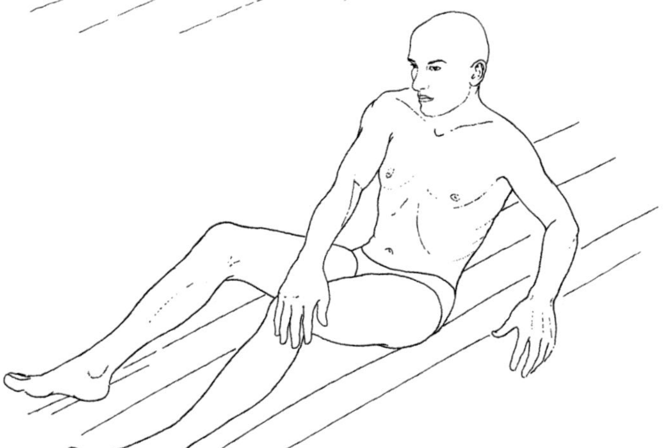

# Como as *flexões* abdominais *fazem* os músculos abdominais **trabalhar?**

São **quatro etapas**, por diferentes razões, que fazem os músculos abdominais trabalharem. Quando:

1

**Elevamos apenas a cabeça.** Esse movimento é executado pelos músculos flexores do pescoço, que se fixam na caixa torácica. Os abdominais contraem-se para *fixar a caixa torácica à pelve*: é uma ação de estabilização.

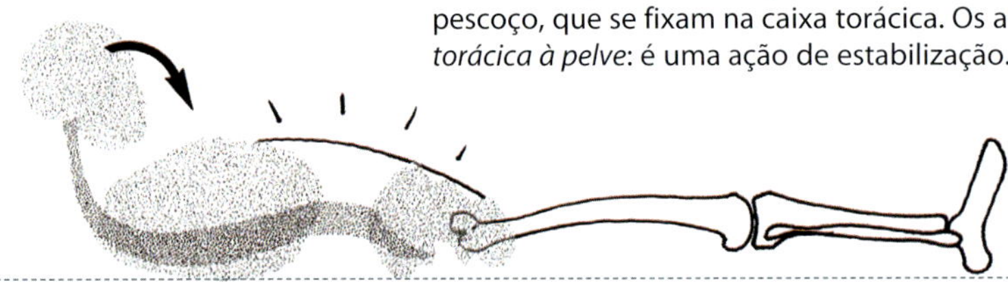

Essa contração também é chamada de estática ou isométrica.

2

**Elevamos a cabeça e os ombros** (e/ou não os braços). Os abdominais contraem-se para fixar a caixa torácica à pelve *com mais intensidade*. Aqui também trata-se de uma ação de estabilização: os abdominais não mobilizam o esqueleto.

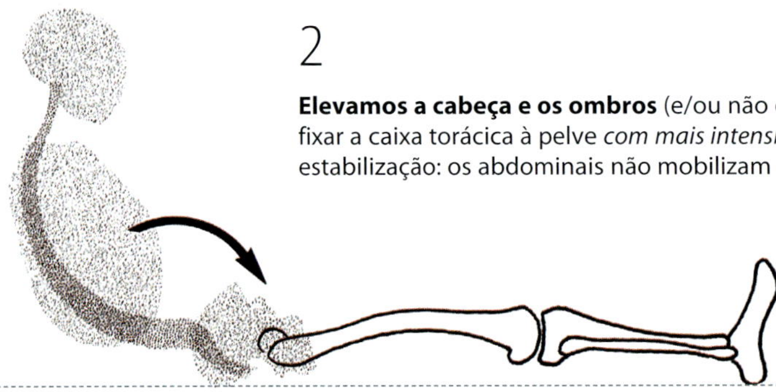

Essa contração também é chamada de estática.

3

**Continuamos a flexão,** até desencostar as escápulas e as costelas do chão. Os abdominais contraem-se para *levar a caixa torácica em direção ao abdome*: aqui a sua contração cria um movimento. Trata-se de uma ação de mobilização.

Essa contração é chamada de concêntrica.

4

**Se a flexão continuar, é todo o conjunto de tronco e cabeça que é levado em direção às coxas,** por uma contração dos músculos flexores do quadril. Aqui, os abdominais trabalham novamente para estabilizar o tronco, mantendo a relação da caixa torácica com a pelve. Não são eles que aproximam o tronco das coxas.

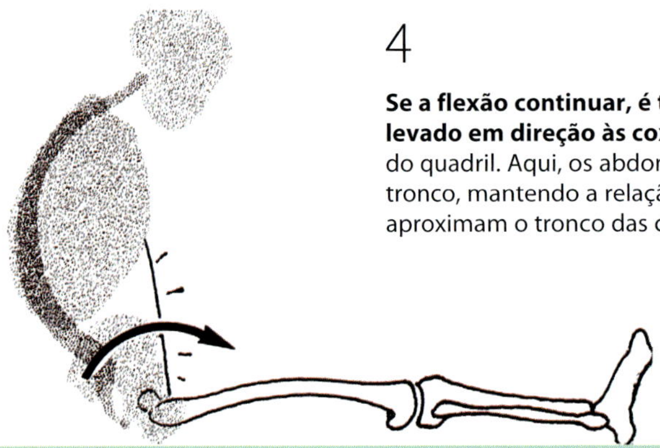

Novamente, trata-se de uma contração estática dos abdominais.

No desenrolar da flexão abdominal, os abdominais trabalham tanto durante a flexão como no retorno do movimento. Eles trabalham por razões diferentes em cada etapa, porém **mais comumente de maneira estática, o que não favorece a circulação sanguínea**. O músculo fica "sufocado" durante o exercício. Portanto, não é de espantar a ocorrência de dor muscular tardia no dia seguinte (ver "Dor muscular tardia" e "Cãibra", p. 46).

# Como as *flexões* abdominais podem variar a **intensidade** de trabalho dos músculos?

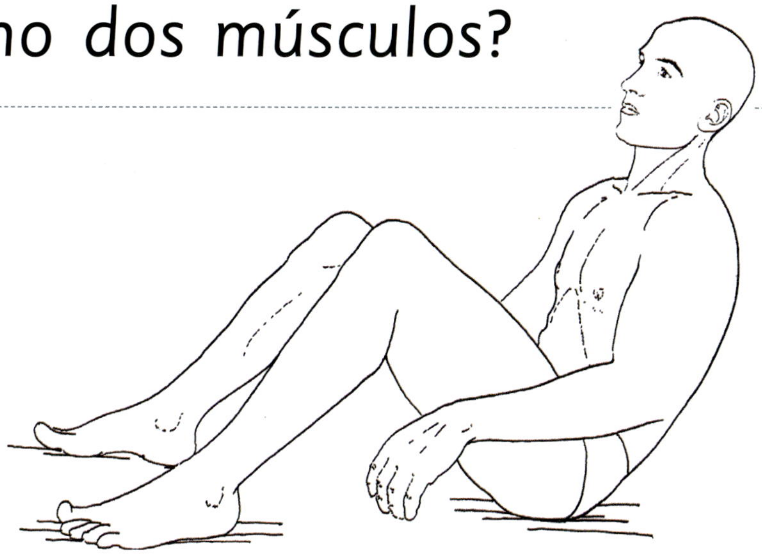

A caixa torácica e a cabeça são partes do corpo muito pesadas. Por causa desse peso, o exercício é intenso, e a intensidade aumenta cada vez mais se:

- flexionarmos mais partes do tronco;
- formos mais em direção aos pés;
- não ajudarmos com os braços colocados ou lançados para a frente.

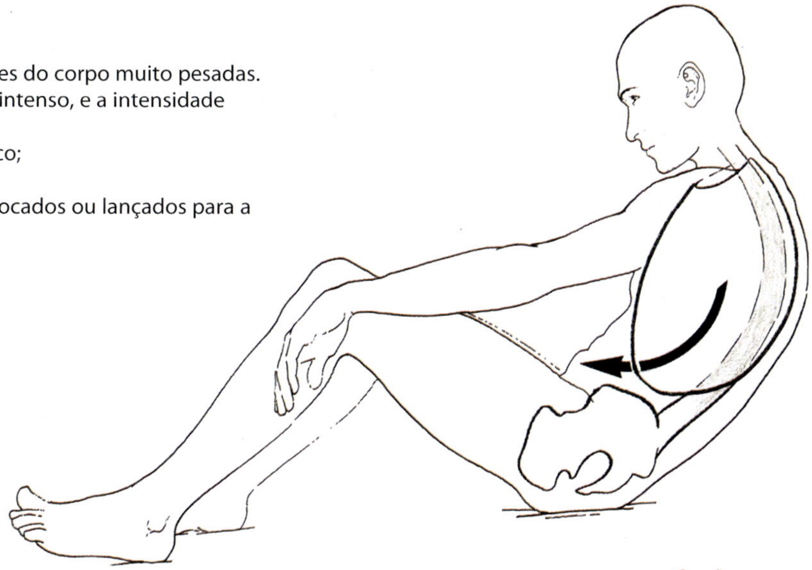

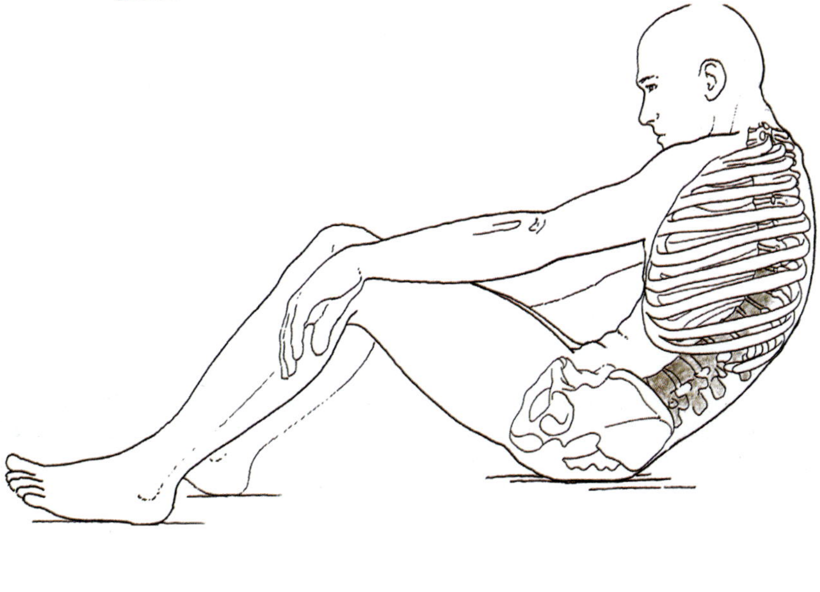

# Por que as *flexões* abdominais apresentan **riscos** para a parede abdominal?

1

**Na flexão abdominal, curvamos a parte superior do tronco sobre a parte inferior.** Levamos a caixa torácica em direção à pelve. Isso empurra a massa visceral na mesma direção.

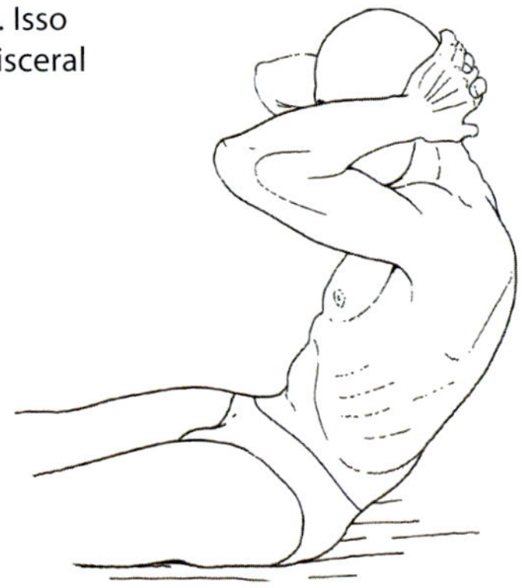

2

**Os abdominais tendem a abaixar as costelas.** A caixa torácica se achata, empurrando o conteúdo do tórax para baixo.

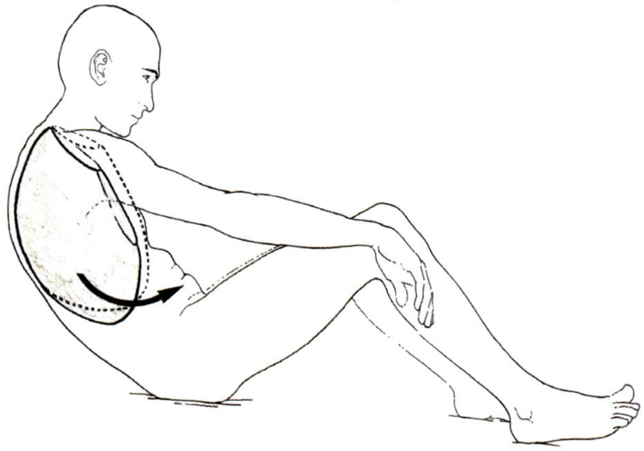

3

Contudo, para não achatar demais a caixa torácica, utilizamos uma estratégia que consiste em **fechar a glote** para bloquear a expiração. Isso impede que a caixa torácica feche, mas também envia uma forte pressão de retorno para a parede abdominal, o que provoca a sua protrusão, ou abaulamento.

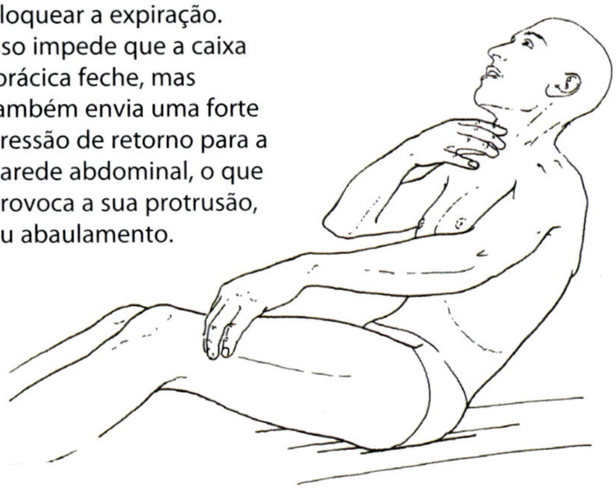

4

**Mesmo com a glote fechada, algumas vezes chegamos a "empurrar". Nesse caso, adicionamos a contração do diafragma**, que aumenta o abaulamento do abdome. Essa propulsão não aumenta a eficácia do movimento; apenas temos uma tendência a fazê-lo quando fechamos a glote.

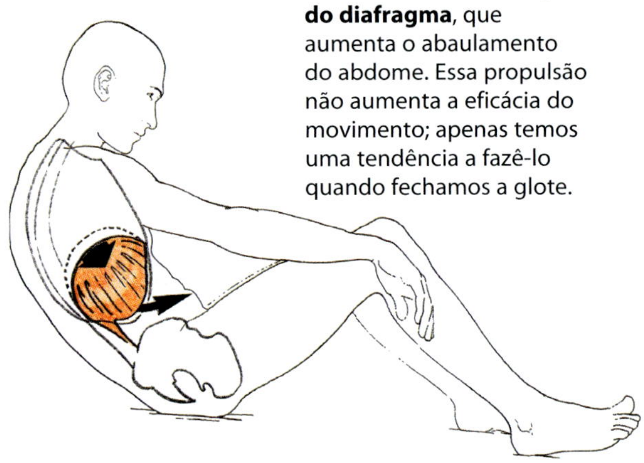

*O exercício de flexão abdominal é intenso, pois a parte superior do corpo é pesada para ser elevada e flexionada com facilidade. Para conseguir realizá-lo, geralmente percorremos os quatro passos descritos acima. O movimento é perigoso para a parede abdominal se esta for frágil (tendência a hérnias e distensão da linha alba). Para uma mulher que acabou de dar à luz, esse tipo de abdominal é altamente desaconselhável.*

# Como tornar a flexão abdominal **menos perigosa?**

## Para a parede abdominal

**Evitar fechar a glote e evitar "bloquear a propulsão".**
Trabalhar com a glote aberta. O melhor meio para não fechá-la é não interromper a respiração.

**Evitar fechar as costelas.**
Abrir as costelas antes do início da flexão. Manter as costelas abertas durante toda a flexão e mesmo durante o retorno do movimento.

L

Procurar recolher a parede superior do abdome abrindo as costelas (como uma ventosa) durante todo o exercício, qualquer que seja o movimento respiratório (inspiração ou expiração).

## Para a linha alba

**Evitar a intervenção do transverso, pois ele afasta fortemente a linha alba** (ver p. 47)

**Evitar a expiração durante o exercício, particularmente a expiração intensa*,**
que solicita sobretudo o transverso (ver p. 111).

* Algumas vezes isso é chamado de *expiração forçada*. É quando vamos ao máximo da expiração, no volume de reserva expiratório (ver o livro *Respiração: anatomia – ato respiratório*, da mesma autora, páginas 28, 96, 202/203 e 208, Editora Manole, 2005).

!

O exercício provoca principalmente uma vontade de expirar (pois achatamos as costelas). Portanto, é importante expirar antes da flexão e iniciar o movimento com a inspiração.

L

Realizar o exercício com uma inspiração costal. Expirar profundamente antes de começar o movimento, e inspirar abrindo as costelas durante o movimento. Também podemos levar em conta todas as precauções citadas na página anterior.

# As *flexões* abdominais com o abdome retraído apresentam **riscos para o períneo?**

Podemos levar em conta todas as observações apresentadas na página 80 e aplicá-las à região do períneo.

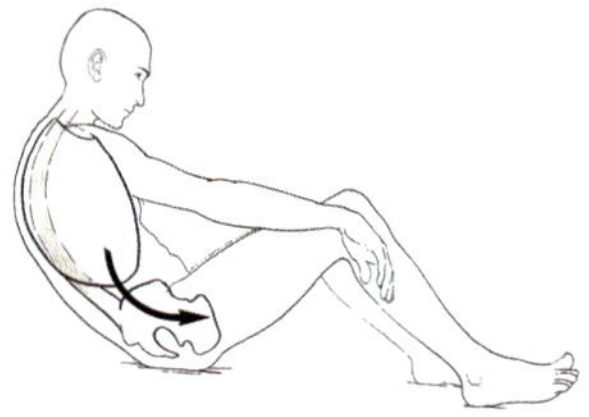

1

Na flexão abdominal, flexionamos a parte superior do tronco sobre a parte inferior. Levamos a caixa torácica em direção à pelve, o que empurra a massa de vísceras na mesma direção.

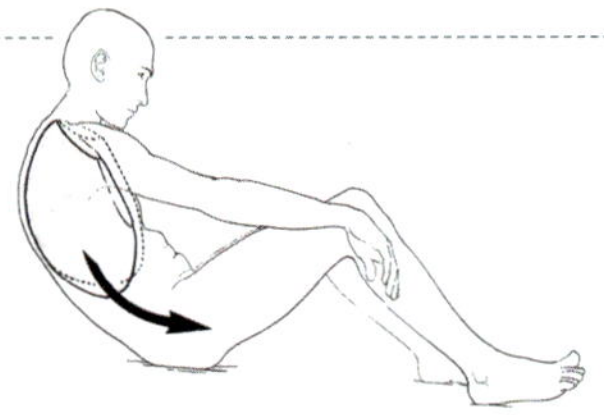

2

Os abdominais responsáveis por essa flexão apresentam uma tendência a abaixar as costelas: a caixa torácica se achata, o que contribui para empurrar o conteúdo do tórax em direção ao períneo.

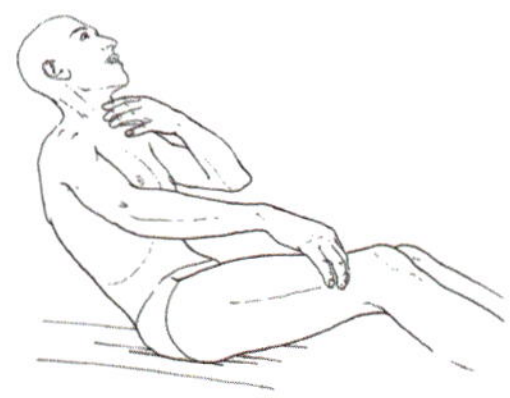

3

Contudo, para não achatar excessivamente a caixa torácica, algumas vezes utilizamos um artifício: fechamos a glote, o que bloqueia a expiração. Isso impede a caixa torácica de se fechar, mas também envia uma forte pressão em direção ao períneo.

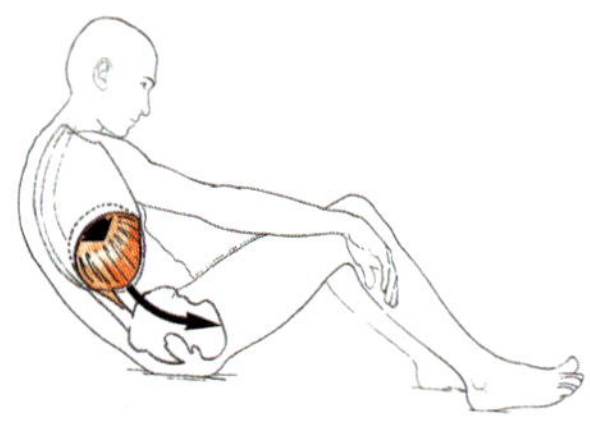

4

Algumas vezes, chegamos mesmo a "empurrar" com a glote fechada. Se esse for o caso, adicionamos a contração do diafragma, que empurra ainda mais em direção ao períneo. Essa propulsão não aumenta a eficácia do movimento, mas apresentamos uma tendência a fazê-lo quando fechamos a glote.

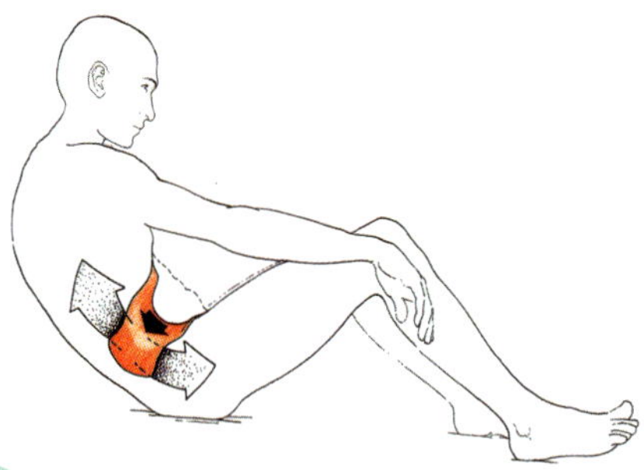

5

**Adicionamos uma quinta observação.**
Se tentarmos retrair o abdome com uma **contração dos abdominais, a massa abdominal não pode mais se posicionar na parte frontal.** Ela é deslocada em diferentes direções, para cima, e também em direção à pelve menor. Isso aumenta a pressão sobre o períneo.

L

*As flexões abdominais com o abdome retraído podem aumentar as pressões sobre o períneo.*
*Elas podem criar prolapsos ou comprimir a próstata.*
*São exercícios que devem ser imperativamente evitados em caso de períneo frágil.*

# Como tornar a flexão abdominal **menos perigosa para o períneo?**

Essa não é uma tarefa fácil, porque é necessário um conjunto de ações. Se não estivermos bem treinados, é melhor optar por outros exercícios. No entanto, se desejarmos de qualquer maneira realizá-los porque temos o hábito, apresentamos dicas úteis, reservadas unicamente às pessoas muito habituadas ao trabalho corporal.

**Evitar fechar as costelas**

Antes de executar a série, exercitar-se várias vezes de forma a mobilizar as costelas (ver p. 127-128).
Procurar abrir as costelas o máximo possível, principalmente na parte posterior da caixa torácica.

**Iniciar a flexão abrindo as costelas e inspirando**

Manter as costelas abertas durante a flexão.

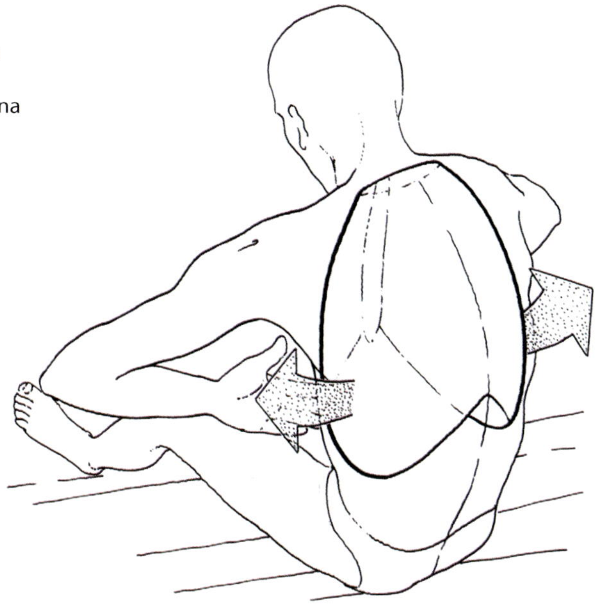

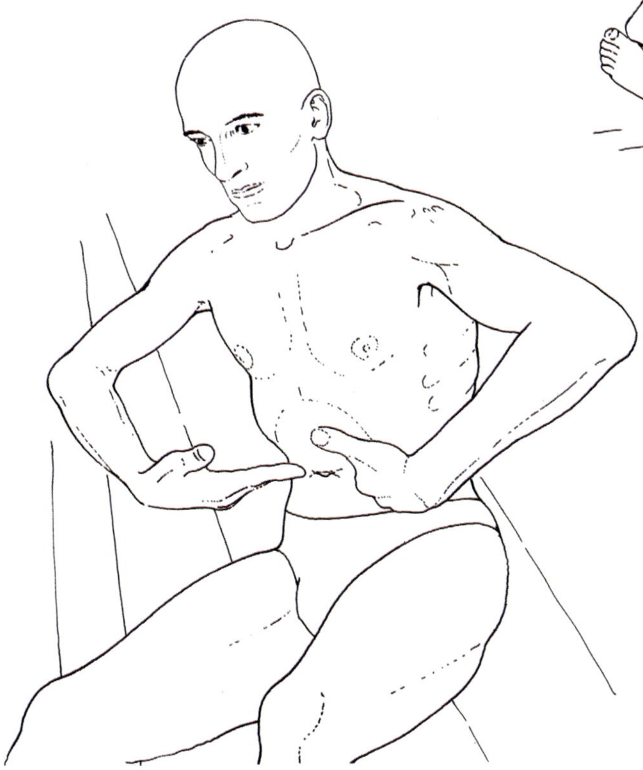

**Procurar recolher a parte superior do abdome durante todo o exercício**

Esse recolhimento não é consequência da ação dos abdominais, mas da abertura das costelas.
Evitar retrair o resto do abdome.

L

*Para preservar o períneo, é preferível executar o exercício na inspiração, e não na expiração. Mais precisamente, com uma inspiração "costal", evitando sobretudo fechar a glote ao longo do exercício. Não devemos retrair o abdome, exceto sua parte superior por meio da abertura das costelas.*

# Quais são **os riscos** para os discos **durante a *flexão*?**

**Na etapa n° 4 da flexão, leva-se o conjunto cabeça/tronco/pelve em flexão sobre as coxas.** Isso requer uma forte contração dos flexores do quadril. No entanto, esses músculos tendem a flexionar as coxas sobre o tronco.

**Equilíbrio entre o peso das pernas e o peso do tronco**
Nesta etapa da flexão, algumas pessoas não conseguem realizar o movimento se seus pés não estiverem bem fixos no chão*.
Sem essa fixação dos pés, as pernas se elevam e o tronco volta.
A força dos abdominais não entra em jogo nesse caso porque, com os pés fixos, o movimento se torna possível. A mobilidade vertebral durante a flexão também não é aqui necessariamente colocada em questão (podemos testá-la).

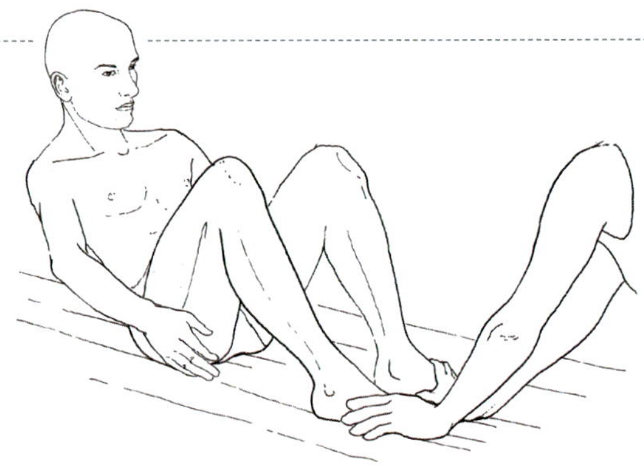

* Imobilizados por outra pessoa ou em um objeto fixo.

**Proporção corporal**
O que está em jogo, nesse caso, é *a proporção corporal: o peso das pernas não é capaz de equilibrar o do tronco*. É o caso das pessoas que possuem tronco longo e pernas curtas. Elas têm uma desvantagem nesse exercício.

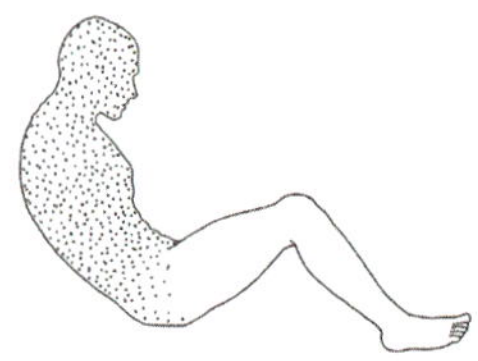

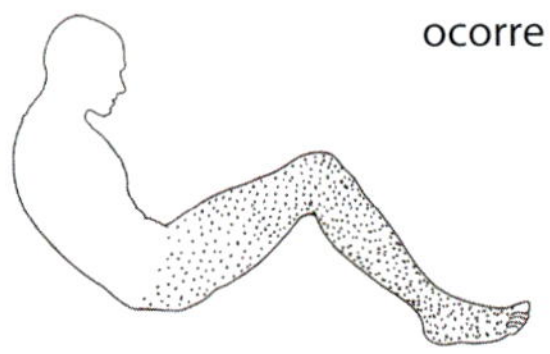

Para aqueles que possuem tronco curto e pernas longas, ocorre o inverso.

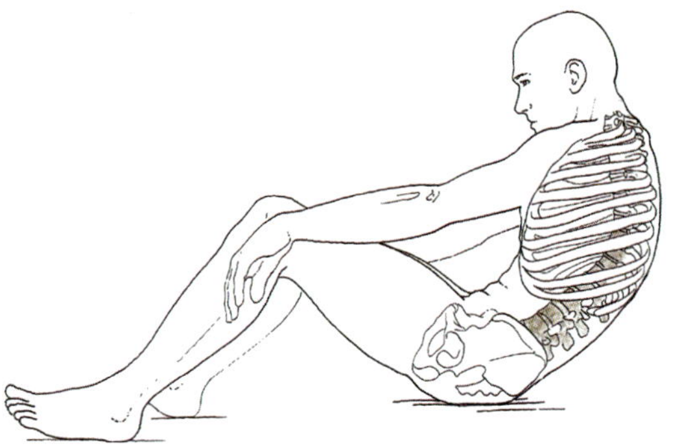

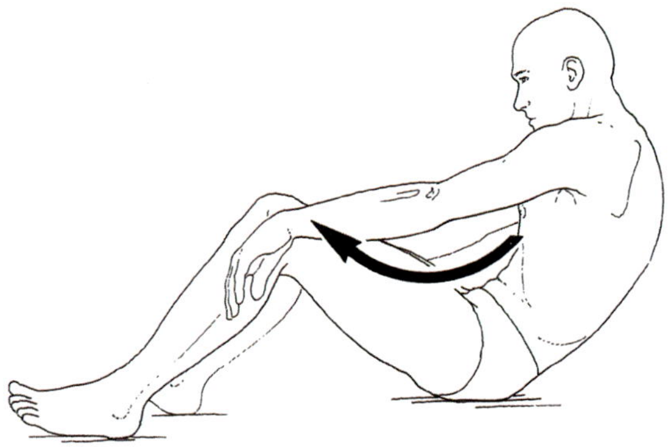

L

*Essas pessoas que apresentam desvantagem tentam compensá-la utilizando o impulso de lançar os braços e, principalmente, flexionando de modo excessivo a região inferior do tronco, o que auxilia no avanço da parte superior do corpo. Ao fazer isso, existe o risco de sobrecarregar os discos intervertebrais lombares, sobretudo se o exercício for repetido ou se a pessoa permanece muito tempo na posição crítica.*

# Como **proteger** os discos lombares durante a *flexão*?

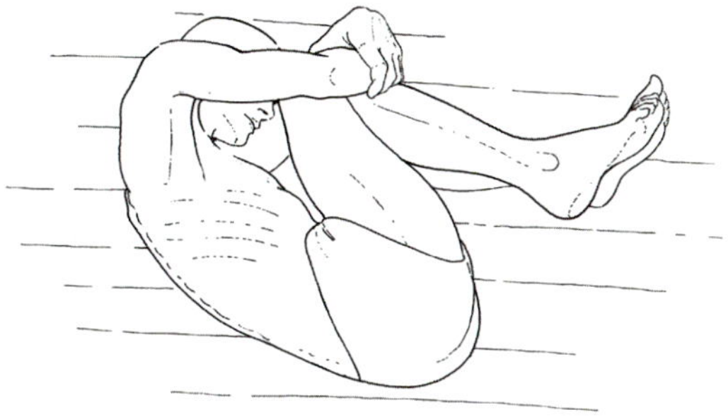

**Quando não conseguimos flexionar o tronco em direção às pernas, principalmente na etapa n° 4, é necessário primeiramente testar a flexão lombar:**
- alongar-se no solo, deitado de lado;
- levar com intensidade os joelhos em direção ao abdome, e o tórax em direção aos joelhos.

Se esse movimento não for fácil de ser realizado, é conveniente preparar a coluna alongando-a em flexão.

> *Para alongar a coluna vertebral em flexão, convém realizar exercícios que evitem sobrecargas sobre os discos intervertebrais: ver Anatomia para o movimento – vol. 2: bases de exercício 2ª ed., p. 61 a 73, Editora Manole, 2010.*

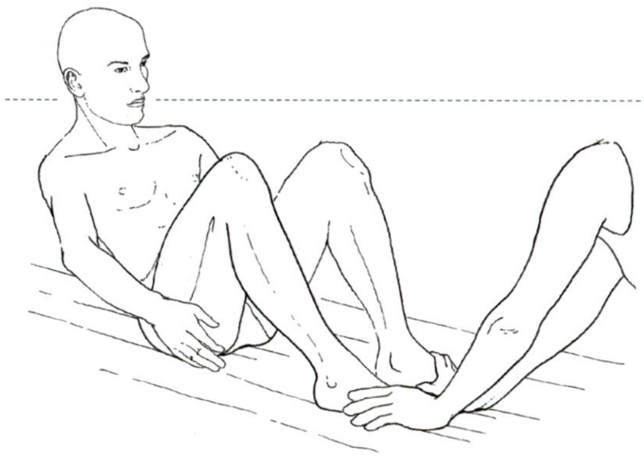

**Em seguida, testar a flexão com os pés imobilizados:**
- uma outra pessoa pode ajudar na imobilização dos pés,
- pode-se imobilizá-los com um objeto pesado (base de um móvel, barra baixa etc.).

Verifica-se então se a flexão não causa nenhum problema.

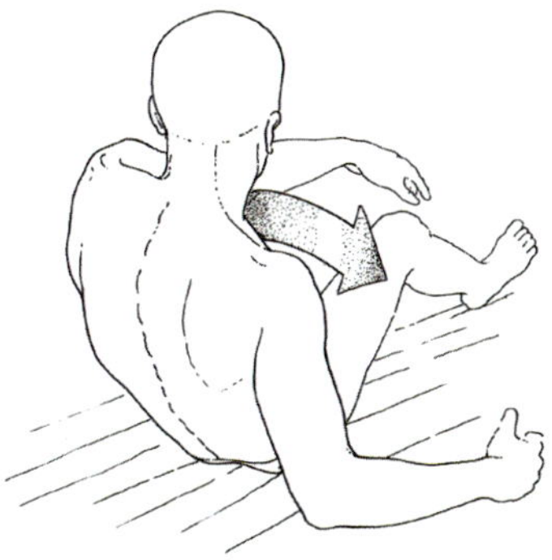

Se estes dois testes mostrarem que a coluna é flexível e que os abdominais são suficientemente fortes, é necessário evitar a flexão excessiva da coluna e consequente sobrecarga dos discos intervertebrais. Como?
- Trabalhando essa etapa da flexão abdominal lombar com os pés imobilizados.
- Não flexionando a coluna diretamente para a frente, mas realizando uma ligeira inclinação para um lado ou do outro do tronco durante a flexão.

# Quais são **os riscos** para os discos **durante a extensão?**

**Na etapa nº 4 da flexão, levamos o conjunto cabeça/tronco/pelve em flexão sobre as coxas.**
Isso exige uma forte contração dos músculos flexores do quadril.
Esses flexores do quadril podem levar a pelve em anteversão e arquear a coluna lombar.

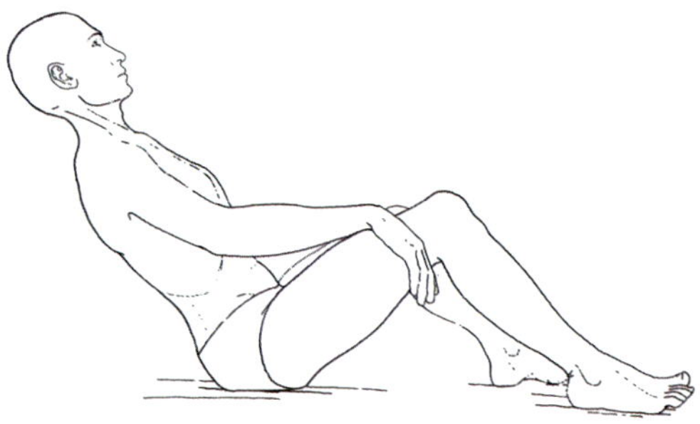

Não é o fato de arquear que gera riscos, e sim o fato de esse **arqueamento ocorrer ao mesmo tempo que uma forte compressão decorrente de ações musculares** (dos flexores do quadril e dos abdominais).

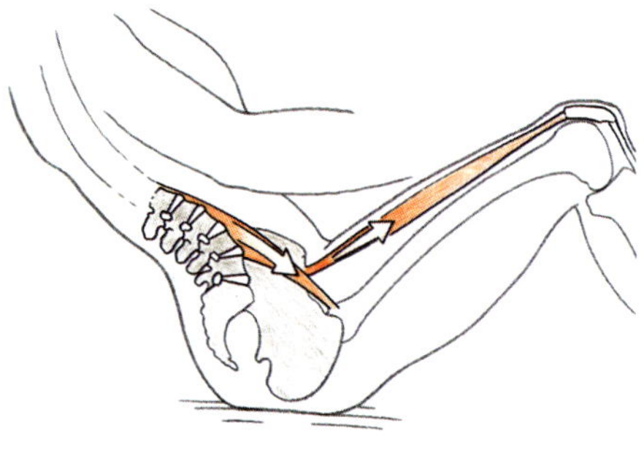

Existe um risco de **forçar os discos intervertebrais lombares**, principalmente quando repetimos o exercício ou mantemos a posição curvada por muito tempo (pois esta é a transição mais difícil do exercício).

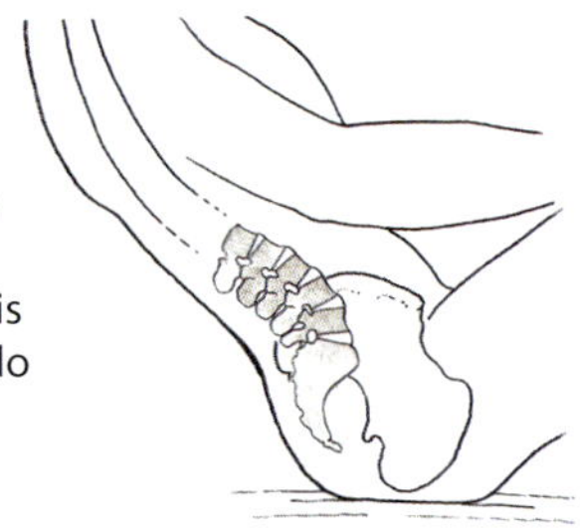

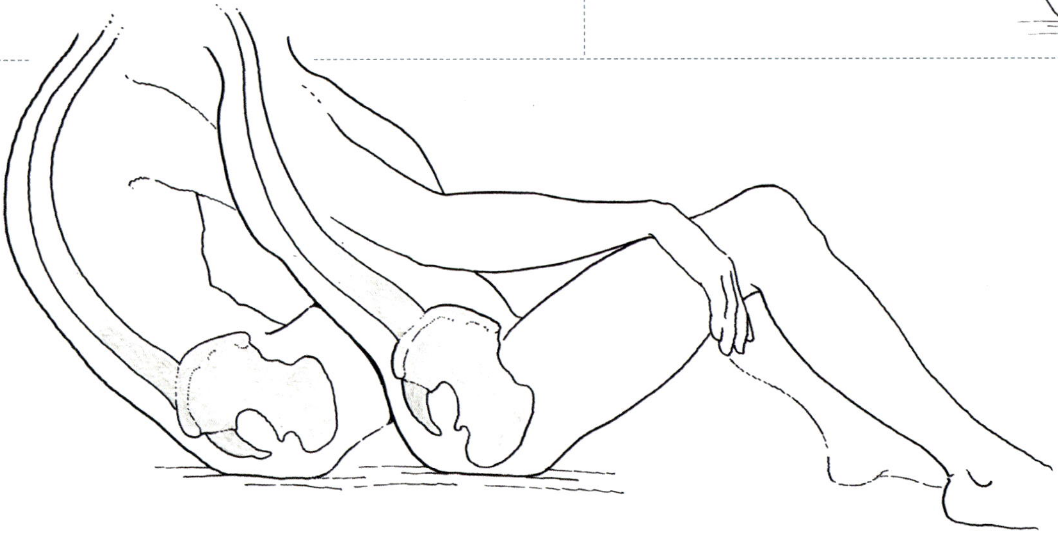

L

*O risco de arqueamento pode se somar ao risco de hiperflexão, visto na página anterior.*
*A coluna lombar "hesitará" entre as duas posições, que são arriscadas porque estão ligadas a um forte contexto de pressão. Isso pode sobrecarregar os discos intervertebrais lombares, sobretudo se repetirmos o exercício ou se mantivermos a posição crítica por muito tempo.*

# Como **proteger** *os discos lombares?*

Se a fixação dos pés não for necessária (proporção corporal favorável, ver p. 84), deve-se evitá-la de modo a não transformar a flexão abdominal lombar em um exercício de fortalecimento dos flexores do quadril.

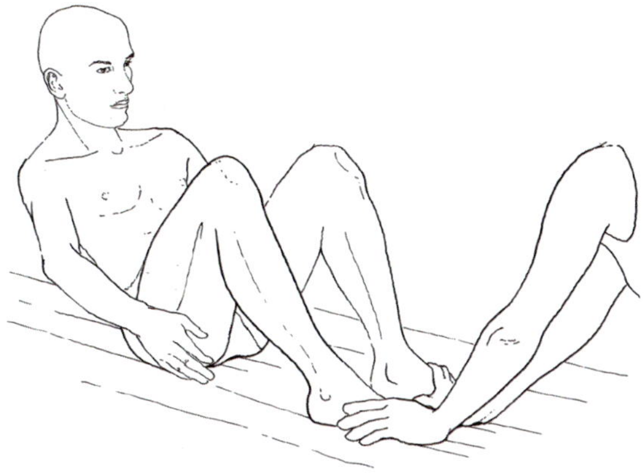

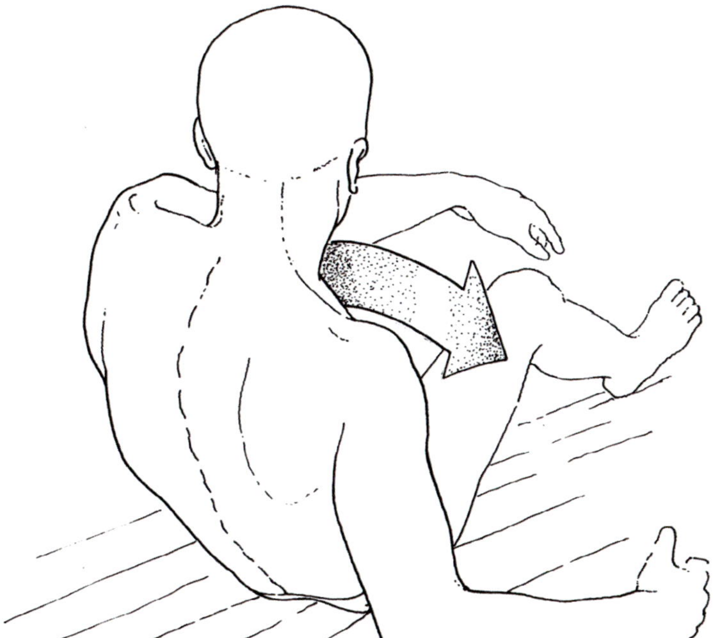

*Se houver a necessidade de imobilizar os pés para realizar o exercício e observarmos uma tendência a arqueamento, é melhor não direcionar o tronco diretamente para a frente, e sim um pouco de lado. Realizamos então uma inclinação lateral da coluna. Isso faz com que os abdominais laterais (oblíquos) trabalhem mais e ajuda a evitar o arqueamento lombar.*

# Por que as *flexões* abdominais colocam **as vértebras cervicais sob tensão?**

**Para realizar a flexão, algumas vezes colocamos as mãos atrás da cabeça.**

Esse posicionamento pode ter dois objetivos completamente diferentes:

**- tornar o exercício mais intenso, impedindo que os braços sejam posicionados à frente** ou que sejam lançados para a frente;

- **ao contrário** (o que ocorre mais frequentemente em razão da dificuldade), **levar a cabeça para a frente tracionando-a com as mãos**, utilizando-se do peso dos braços e da ação de seus músculos. Nesse caso, temos uma tendência a levar os cotovelos bem à frente. E a tração dos braços, sobretudo, tende a flexionar acentuadamente as vértebras cervicais inferiores.

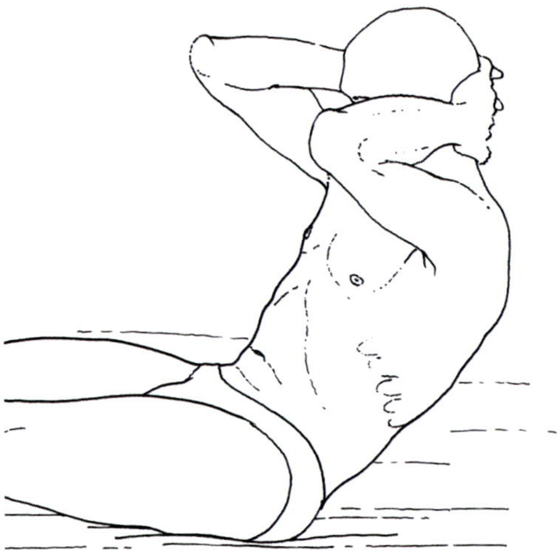

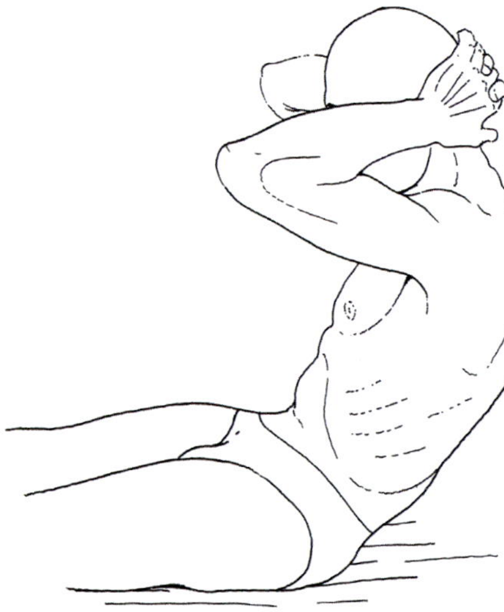

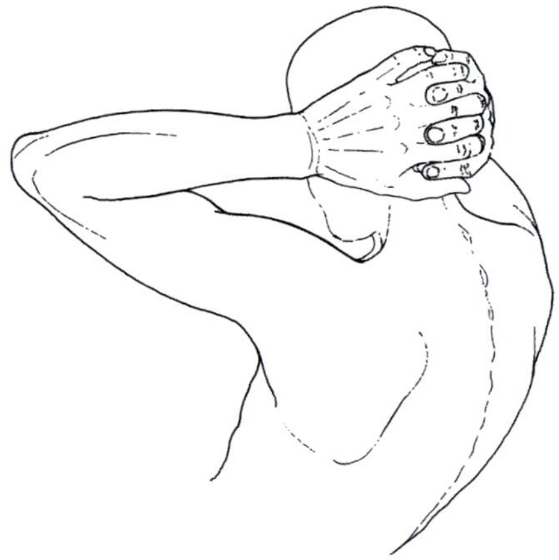

L

*A tração das mãos sobre a nuca produz uma forte sobrecarga sobre as articulações das vértebras inferiores do pescoço, naturalmente muito flexíveis.*

# Como **proteger** os discos cervicais?

**Não é desejável insistir repetidamente nas flexões abdominais com as mãos atrás da cabeça se não possuirmos abdominais muito fortes e uma proporção corporal favorável.**

Se não possuímos uma proporção corporal favorável à passagem da etapa nº 4 (ver p. 84), é obrigatório que os pés sejam imobilizados, o que ajuda a evitar a tração da cabeça em flexão em uma etapa muito difícil.

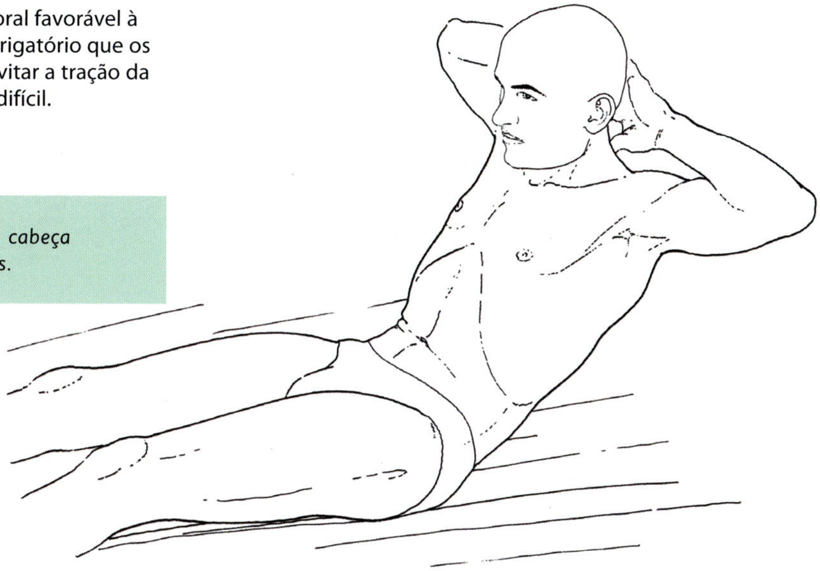

!

*Atenção! Podemos muito bem trazer a cabeça para a frente com os cotovelos abertos.*

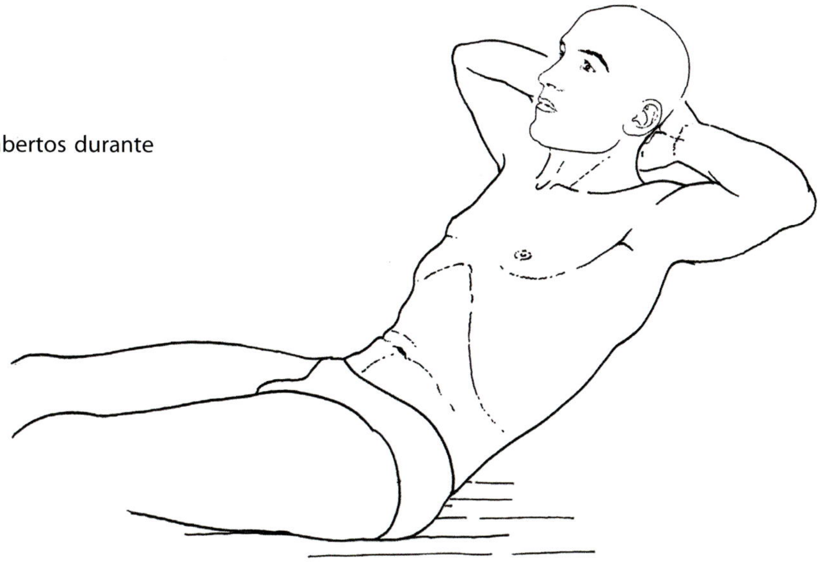

É necessário manter os cotovelos abertos durante o exercício.

L

*Portanto, é preciso certificar-se de que é a cabeça que se apoia sobre as mãos, e não o inverso. Caso exista a tendência de as mãos tracionarem a cabeça, é melhor que elas não a toquem.*

# A elevação de pernas na posição deitada

5

# Exercícios sem riscos para resultados eficazes

# Seis princípios

## do método Abdominais sem riscos©

# Aviso

As páginas a seguir apresentam uma série de exercícios abdominais que pertencem a um conjunto mais amplo: o método *Abdominais sem riscos*©. Esses exercícios levam em consideração as observações apontadas previamente neste livro, em particular nas páginas 51 a 70.

Esses exercícios não serão apresentados aqui em forma de "terapia", e sim como propostas de treinamento para ganho de consciência corporal. Eles não levam em conta eventuais situações patológicas; no entanto, podem ser incluídos em programas terapêuticos, o que supõe sua adaptação a diversas patologias. Sua prescrição poderá ser feita apenas por terapeutas capacitados.

Ao realizar algum desses exercícios, supõe-se que o leitor esteja clinicamente apto à prática de ginástica. **Alguns desses exercícios podem não ser convenientes para todos: escolhas, contraindicações, precauções e modos de execução deverão ser observados para pessoas com raquialgias, doenças reumatólogicas, viscerais, cardiovasculares, neurológicas ou psiquiátricas, e câncer. Em todas essas situações, é conveniente levar em consideração o parecer do médico responsável.**

Esses exercícios não são os únicos que podem ser realizados para o trabalho dos abdominais. **Eles propõem coordenações respiratórias pouco usuais.** As respirações propostas (em particular as costais) estão inseridas em um **programa de treinamento para os músculos abdominais. O leitor, porém, não deve pensar que essa forma de respiração será necessária de forma permanente;** ao contrário, é conveniente variar as maneiras de respirar, tanto no exercício quanto na vida cotidiana (ver o livro *Respiração: Anatomia – Ato respiratório* – 7ª edição, da mesma autora, também publicado pela Editora Manole).

Se você não estiver habituado a trabalhar seu corpo em movimento, se você não for fisioterapeuta ou profissional do movimento corporal, é indispensável aprender esta sequência de movimentos com um profissional formado no método *Abdominais sem riscos*©.

# Manter **a abertura das costelas** qualquer que seja o modo de respirar

1

Lembremos primeiramente que existem diversas maneiras de respirar (ver o livro Respiração: Anatomia – Ato respiratório), assim como diversos modos de inspirar e expirar.

A ação dos exercícios abdominais tende a baixar as costelas de maneira repetitiva.

Consequência: respiramos principalmente por meio de um movimento que abaixa as costelas, seja quando exercitamos os abdominais em inspiração ou expiração.
Em inspiração, teremos a tendência de realizar uma inspiração *diafragmática*, empurrando o abdome com o diafragma que desce.
Em expiração, teremos a tendência de realizar um movimento de expiração *costal*.

Esses tipos de inspiração e expiração têm uma mesma consequência: o abdome protrai, ou abaula, mas o períneo é colocado sob pressão. É preferível evitá-los.
**Essa é a razão pela qual, em muitos dos exercícios a seguir, a respiração proposta é a inspiração com as costelas abertas no momento em que os abdominais "fecham" o esqueleto** (no momento de sua ação em modo *esquelético*).

Essa abertura é facilmente encontrada durante a inspiração, porém é mais difícil de ser mantida na expiração, de modo que a reservaremos para as pessoas fisicamente mais preparadas.
Nos exercícios, a abertura das costelas na expiração será proposta durante a ação dos abdominais em *modo visceral*: solicitamos ao indivíduo que *mantenha as costelas abertas enquanto retrai o abdome.*

L

Nos exercícios abdominais, temos uma tendência a abaixar as costelas repetidamente.
Antes de começar, é útil antecipar esse movimento descendente das costelas e fazer com que elas trabalhem em abertura.
**Implementação: preparações n° 1 e 2.**

Privilegiaremos as respirações com as costelas abertas durante os exercícios abdominais mais ativos, seja em inspiração (mais fácil) ou em expiração (mais difícil).

# Coordenar abdominais e períneo

2

**Os abdominais influenciam o estado do períneo*.** Abdominais mal trabalhados podem prejudicar o períneo. Por outro lado, uma boa coordenação entre abdominais e períneo pode ser muito benéfica para este último.

+

Como os abdominais podem prejudicar o períneo?
- Com o abaixamento das costelas, a massa abdominal é empurrada em direção à pelve, gerando mais pressão sobre a parte inferior da cavidade abdominal.
- Flexionando a coluna de cima para baixo, a massa abdominal é igualmente empurrada em direção à pelve, o que também pode criar pressões, embora menos expressivas.
- Quando a contração abdominal "em modo visceral" desloca a massa abdominal de cima para baixo, os abdominais são diretamente responsáveis pelas pressões sobre o períneo, o que em algumas situações é exatamente o que buscamos (nas expulsões baixas: micção, evacuação, trabalho de parto).
Contudo, excetuando-se essas situações, essa pressão geralmente é indesejável.

**Como proteger o períneo durante o exercício abdominal?**
**- Precedendo cada sessão de exercícios abdominais com exercícios de tonificação do períneo,** que criam uma espécie de "memória sensorial" da região.
**- Contraindo o períneo** a cada vez que o movimento empurrar a massa abdominal para baixo, em direção à pelve; isto é, mais frequentemente, quando o movimento solicita os abdominais em modo esquelético.
**- Diminuindo as pressões sobre o períneo por meio da abertura das costelas,** toda vez que o movimento empurrar a massa abdominal para baixo, em direção à pelve.

L

*Imperativamente, o períneo deve ser sempre protegido em todos os exercícios abdominais.
**Implementação: preparação n° 3.**

# Coordenar transverso e reto do abdome

**Vimos que a ação isolada do transverso domina a região da cintura e tende a estreitar o abdome, como uma espécie de ampulheta.** Para retrair o abdome completamente, portanto, é necessário coordenar essa ação com a ação dos outros abdominais. Observemos primeiramente o reto do abdome.

Se não desejarmos enviar a massa abdominal para baixo, primeiramente é necessário conter o **baixo abdome** por meio da ação dos retos do abdome na região **inferior**. Nos exercícios que se seguirão, isso deve ser buscado a cada vez que for realizada uma contração dos abdominais em "modo visceral".

L

*Por que coordenar a porção inferior do reto do abdome com o transverso?*
*Porque suas fibras inferiores são as únicas localizadas anteriormente que elevam a massa abdominal em relação ao períneo, e porque o reto do abdome é o único dos músculos abdominais que não afasta a linha alba (ver p. 47).*
**Implementação: preparação nº 4.**

# Outro exercício muito conhecido para **fortalecer os abdominais**

## Orientações

Deitado de costas, eleve as pernas.

## Variações

- As pernas são elevadas mais ou menos na vertical.
- Os joelhos são mais ou menos flexionados ou estendidos.
- O exercício pode ser feito com uma única perna ou com as duas.
- Pode-se elevar as pernas para a frente do tronco ou para um lado do tronco.
- Uma vez que as pernas estejam elevadas, pode-se pedalar com os pés, fazer tesoura ou desenhos (escrever o nome, escrever o alfabeto, etc.).

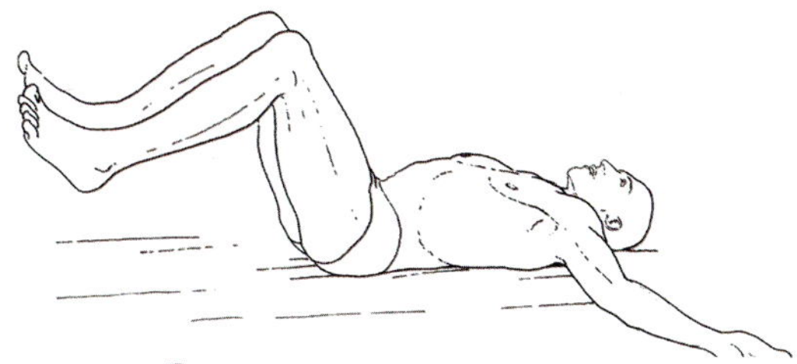

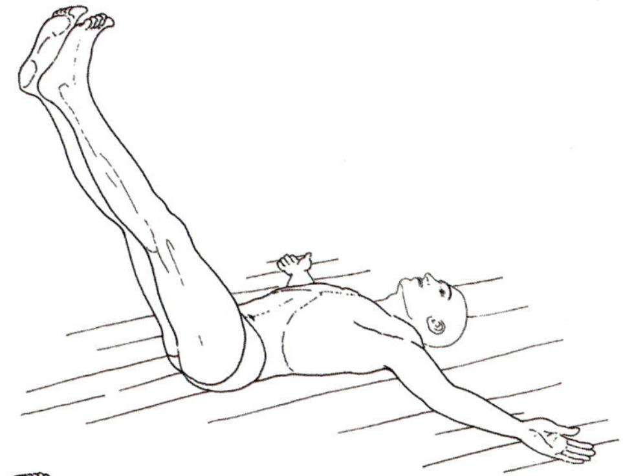

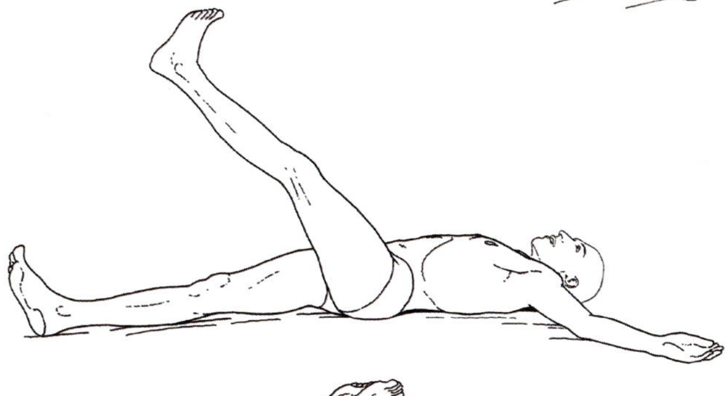

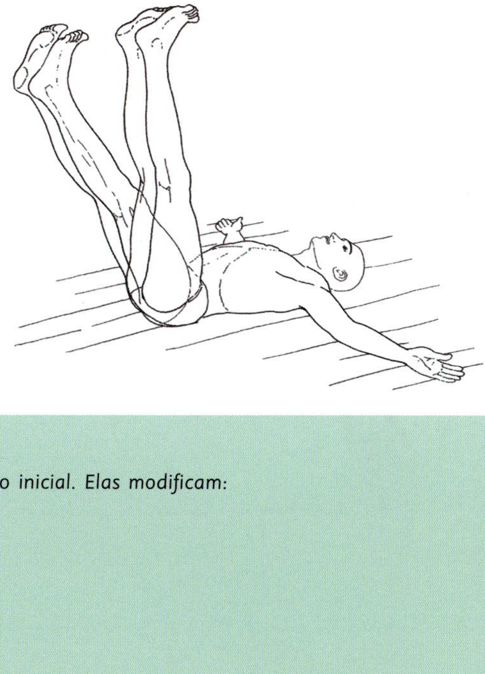

*Vemos que existem inúmeras variações em torno do exercício inicial. Elas modificam:*
*- a intensidade do exercício;*
*- o foco quanto ao músculo trabalhado.*

# Por que a elevação de pernas fortalece os abdominais?

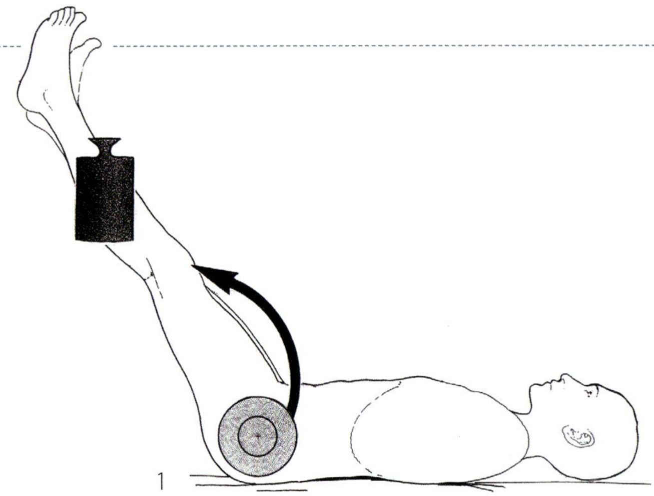

1

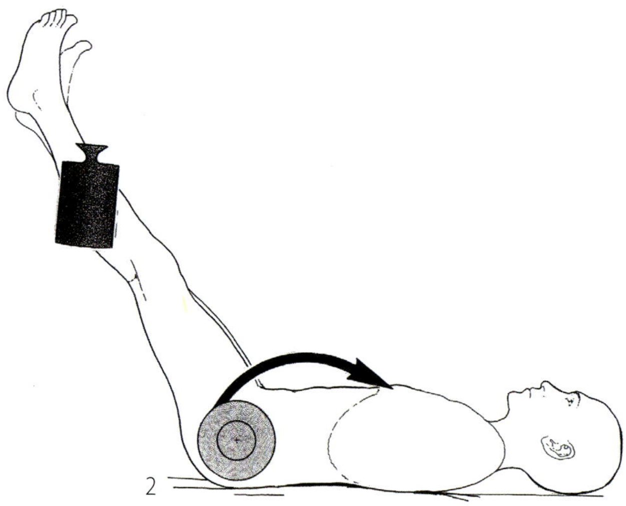

2

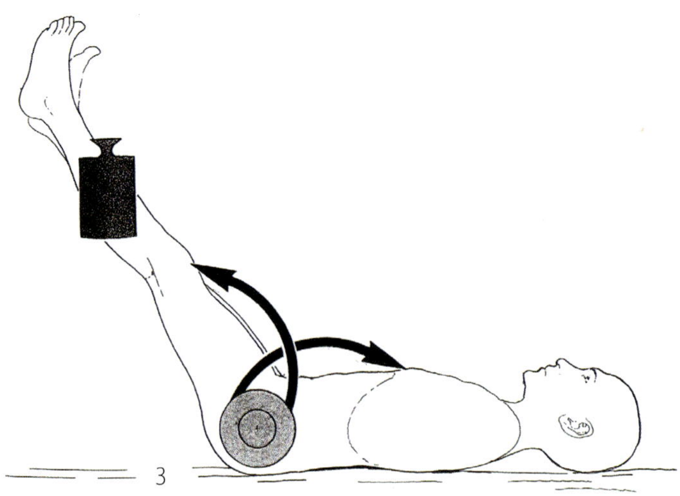

3

Neste exercício, o que é necessário compreender inicialmente é que **não são os abdominais que elevam as pernas, e sim os músculos flexores do quadril*.**

1

Esses músculos flexores apenas elevam a perna. Por se fixarem na pelve, eles tendem, simultaneamente, a arrastá-la em anteversão.

2

É nesse momento que os abdominais intervêm no exercício, a fim de impedir essa anteversão:

3

**O trabalho dos abdominais é, portanto, estabilizar, fixar a pelve.**

! *Dizemos, nesse caso, que eles trabalham em contração estática (também chamada isométrica).*

No entanto, se aumentarmos a amplitude de flexão do quadril, a pelve apresentará uma tendência à retroversão. É dessa maneira que a ação sobre a pelve algumas vezes se inverte durante o movimento (ver p. 94).

*Principalmente os músculos psoas, ilíaco, sartório, reto femoral e tensor da fáscia lata.

# 5

# Exercícios sem riscos para resultados eficazes

# Seis princípios

## do método Abdominais sem riscos©

# Aviso

As páginas a seguir apresentam uma série de exercícios abdominais que pertencem a um conjunto mais amplo: o método *Abdominais sem riscos*©. Esses exercícios levam em consideração as observações apontadas previamente neste livro, em particular nas páginas 51 a 70.

Esses exercícios não serão apresentados aqui em forma de "terapia", e sim como propostas de treinamento para ganho de consciência corporal. Eles não levam em conta eventuais situações patológicas; no entanto, podem ser incluídos em programas terapêuticos, o que supõe sua adaptação a diversas patologias. Sua prescrição poderá ser feita apenas por terapeutas capacitados.

Ao realizar algum desses exercícios, supõe-se que o leitor esteja clinicamente apto à prática de ginástica. **Alguns desses exercícios podem não ser convenientes para todos: escolhas, contraindicações, precauções e modos de execução deverão ser observados para pessoas com raquialgias, doenças reumatólogicas, viscerais, cardiovasculares, neurológicas ou psiquiátricas, e câncer. Em todas essas situações, é conveniente levar em consideração o parecer do médico responsável.**

Esses exercícios não são os únicos que podem ser realizados para o trabalho dos abdominais. **Eles propõem coordenações respiratórias pouco usuais.** As respirações propostas (em particular as costais) estão inseridas em um **programa de treinamento para os músculos abdominais. O leitor, porém, não deve pensar que essa forma de respiração será necessária de forma permanente;** ao contrário, é conveniente variar as maneiras de respirar, tanto no exercício quanto na vida cotidiana (ver o livro *Respiração: Anatomia – Ato respiratório* – 7ª edição, da mesma autora, também publicado pela Editora Manole).

Se você não estiver habituado a trabalhar seu corpo em movimento, se você não for fisioterapeuta ou profissional do movimento corporal, é indispensável aprender esta sequência de movimentos com um profissional formado no método *Abdominais sem riscos*©.

# Manter **a abertura das costelas** qualquer que seja o modo de respirar

1

+

Lembremos primeiramente que existem diversas maneiras de respirar (ver o livro Respiração: Anatomia – Ato respiratório), assim como diversos modos de inspirar e expirar.

A ação dos exercícios abdominais tende a baixar as costelas de maneira repetitiva.

Consequência: respiramos principalmente por meio de um movimento que abaixa as costelas, seja quando exercitamos os abdominais em inspiração ou expiração.
Em inspiração, teremos a tendência de realizar uma inspiração *diafragmática*, empurrando o abdome com o diafragma que desce.
Em expiração, teremos a tendência de realizar um movimento de expiração *costal*.

Esses tipos de inspiração e expiração têm uma mesma consequência: o abdome protrai, ou abaula, mas o períneo é colocado sob pressão. É preferível evitá-los.
**Essa é a razão pela qual, em muitos dos exercícios a seguir, a respiração proposta é a inspiração com as costelas abertas no momento em que os abdominais "fecham" o esqueleto** (no momento de sua ação em modo *esquelético*).

Essa abertura é facilmente encontrada durante a inspiração, porém é mais difícil de ser mantida na expiração, de modo que a reservaremos para as pessoas fisicamente mais preparadas.
Nos exercícios, a abertura das costelas na expiração será proposta durante a ação dos abdominais em *modo visceral*: solicitamos ao indivíduo que *mantenha as costelas abertas enquanto retrai o abdome*.

L

*Nos exercícios abdominais, temos uma tendência a abaixar as costelas repetidamente.
Antes de começar, é útil antecipar esse movimento descendente das costelas e fazer com que elas trabalhem em abertura.*
**Implementação: preparações n° 1 e 2.**

*Privilegiaremos as respirações com as costelas abertas durante os exercícios abdominais mais ativos, seja em inspiração (mais fácil) ou em expiração (mais difícil).*

# Coordenar
# 2 abdominais e períneo

**Os abdominais influenciam o estado do períneo*.** Abdominais mal trabalhados podem prejudicar o períneo. Por outro lado, uma boa coordenação entre abdominais e períneo pode ser muito benéfica para este último.

+

Como os abdominais podem prejudicar o períneo?
- Com o abaixamento das costelas, a massa abdominal é empurrada em direção à pelve, gerando mais pressão sobre a parte inferior da cavidade abdominal.
- Flexionando a coluna de cima para baixo, a massa abdominal é igualmente empurrada em direção à pelve, o que também pode criar pressões, embora menos expressivas.
- Quando a contração abdominal "em modo visceral" desloca a massa abdominal de cima para baixo, os abdominais são diretamente responsáveis pelas pressões sobre o períneo, o que em algumas situações é exatamente o que buscamos (nas expulsões baixas: micção, evacuação, trabalho de parto).
Contudo, excetuando-se essas situações, essa pressão geralmente é indesejável.

**Como proteger o períneo durante o exercício abdominal?**
**- Precedendo cada sessão de exercícios abdominais com exercícios de tonificação do períneo,** que criam uma espécie de "memória sensorial" da região.
**- Contraindo o períneo** a cada vez que o movimento empurrar a massa abdominal para baixo, em direção à pelve; isto é, mais frequentemente, quando o movimento solicita os abdominais em modo esquelético.
**- Diminuindo as pressões sobre o períneo por meio da abertura das costelas,** toda vez que o movimento empurrar a massa abdominal para baixo, em direção à pelve.

L

*Imperativamente, o períneo deve ser sempre protegido em todos os exercícios abdominais.
**Implementação: preparação n° 3.**

# Coordenar **transverso e reto do abdome**

3

**Vimos que a ação isolada do transverso domina a região da cintura e tende a estreitar o abdome, como uma espécie de ampulheta.** Para retrair o abdome completamente, portanto, é necessário coordenar essa ação com a ação dos outros abdominais. Observemos primeiramente o reto do abdome.

Se não desejarmos enviar a massa abdominal para baixo, primeiramente é necessário conter o **baixo abdome** por meio da ação dos retos do abdome na região **inferior**. Nos exercícios que se seguirão, isso deve ser buscado a cada vez que for realizada uma contração dos abdominais em "modo visceral".

L

*Por que coordenar a porção inferior do reto do abdome com o transverso?*
*Porque suas fibras inferiores são as únicas localizadas anteriormente que elevam a massa abdominal em relação ao períneo, e porque o reto do abdome é o único dos músculos abdominais que não afasta a linha alba (ver p. 47).*
***Implementação: preparação nº 4.***

# Como a *elevação de pernas faz que os abdominais trabalhem de forma* **mais intensa ou menos intensa?**

1

**O exercício é menos intenso com uma única perna.** Com as duas pernas, ele é muito mais intenso, diferença que é muito fácil de sentir.

> *Tentar com uma única perna pode ser um bom meio para testar e sentir se conseguimos ou não estabilizar a pelve.*

**O exercício é ainda menos intenso se a perna não elevada ficar apoiada no solo,** pois nos servimos desse apoio para estabilizar a pelve.

> *Podemos inclusive não utilizar absolutamente os abdominais. É importante definir, quando uma única perna é elevada, se apoiamos ou não a outra perna no solo.*

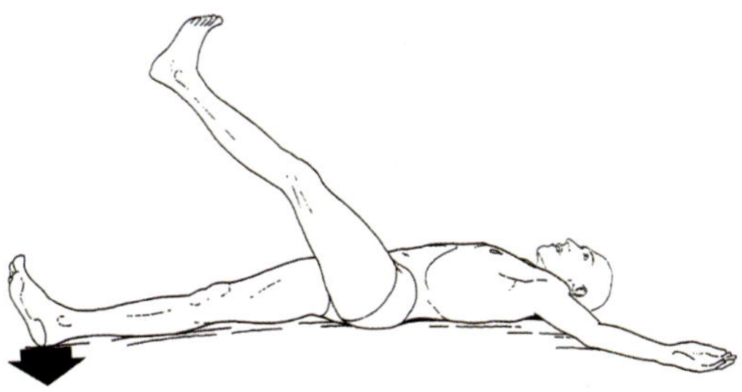

2

**O exercício é menos intenso com os joelhos flexionados do que com eles estendidos.** As pernas flexionadas formam um braço de alavanca menor para mobilizar, solicitando menos força. Se estendermos os joelhos, o braço da alavanca praticamente dobra: o exercício torna-se mais difícil. No entanto, há um outro aspecto: as pernas estendidas colocam sob tensão certos músculos posteriores. Quanto mais as pernas são estendidas e trazidas em direção ao abdome, mais o exercício se torna difícil em decorrência dos músculos posteriores da coxa, que resistem no sentido inverso.

> *Esses músculos localizados na parte posterior da coxa são progressivamente colocados sob tensão e freiam a flexão do quadril. É necessário contrair mais os flexores do quadril* e, consequentemente, os abdominais, para estabilizar a pelve.*

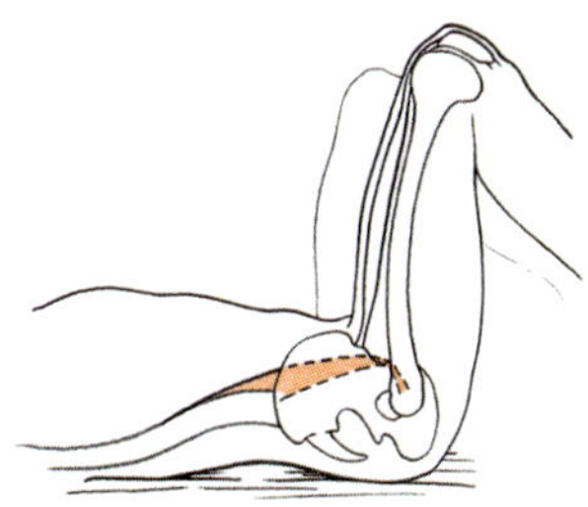

3

**O ângulo de flexão do quadril modifica a intensidade do exercício.** Quanto mais as pernas descem em direção ao solo, mais difícil é o exercício porque a instabilidade da perna aumenta.

> *Sentimos muito bem que a força necessária é muito maior (para os flexores do quadril*) para elevar ou manter uma perna estendida com o pé próximo do solo do que com o pé quase na vertical. A pelve é levada em anteversão e os abdominais devem trabalhar mais para mantê-la.*

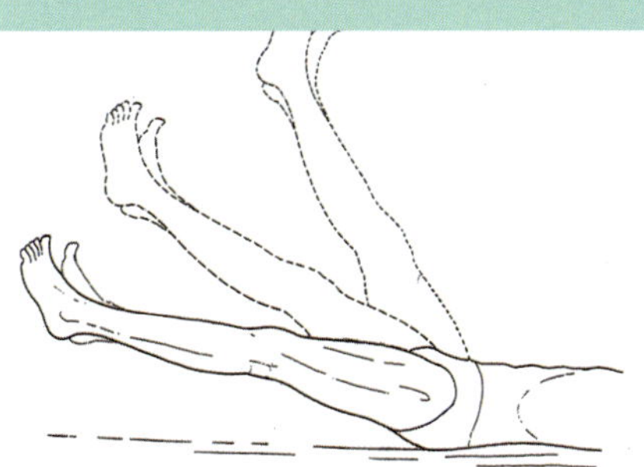

**A partir disso, podemos enunciar uma gradação dos movimentos, dos mais fáceis aos mais difíceis exercícios abdominais de elevação de pernas.**

*O mais fácil seria elevar apenas uma perna com o joelho flexionado e o quadril flexionado a 90° (a perna fica mais ou menos na vertical), apoiando-se um pouco sobre o pé que permanece no solo.*

*O mais difícil seria elevar as duas pernas ao mesmo tempo, com os pés bem próximos do solo e os joelhos estendidos.*

*Principalmente os músculos psoas, ilíaco, sartório, reto femoral e tensor da fáscia lata.

# Observar, na elevação de pernas, as **básculas da pelve** e o "ponto de báscula"

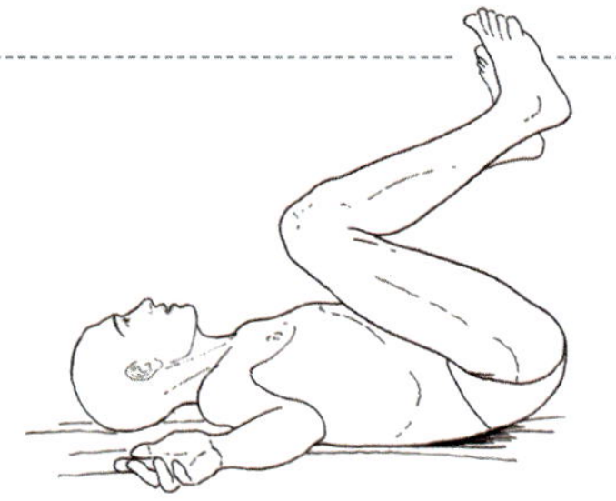

1

**Deitado de costas, flexionar ao máximo os joelhos sobre o abdome.**
Sentir, durante esse movimento, que o cóccix perde o contato com o solo e que a pelve *bascula em retroversão.*

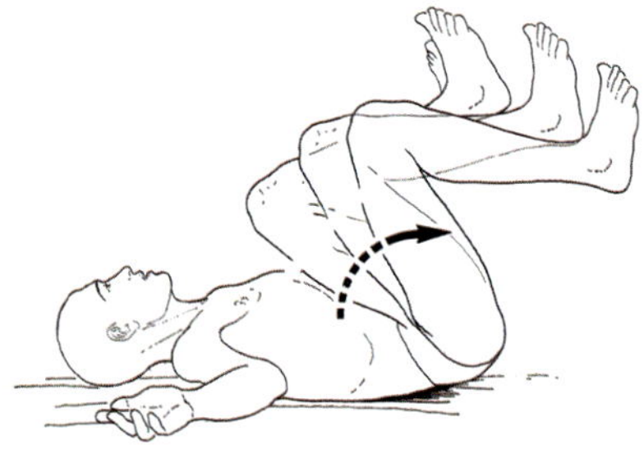

2

**Com uma das coxas, executar muito lentamente o movimento inverso que leva o pé em direção ao solo.**
Do lado da perna que executa o movimento, sentir em qual momento a hemipelve tende a mudar de posição: da retroversão, *ela bascula subitamente em anteversão.*

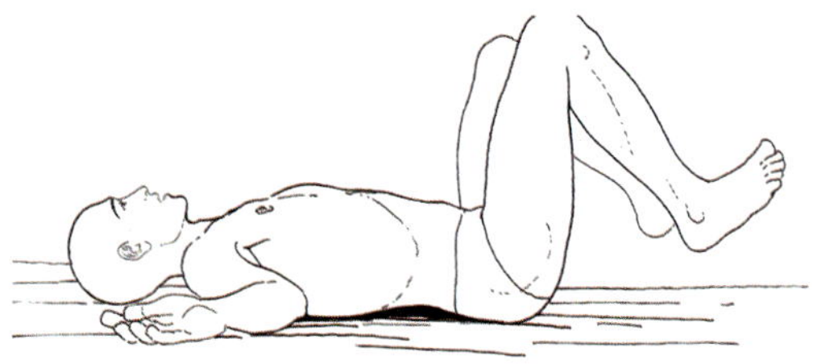

3

**Em seguida, executar o mesmo movimento com as duas pernas.**

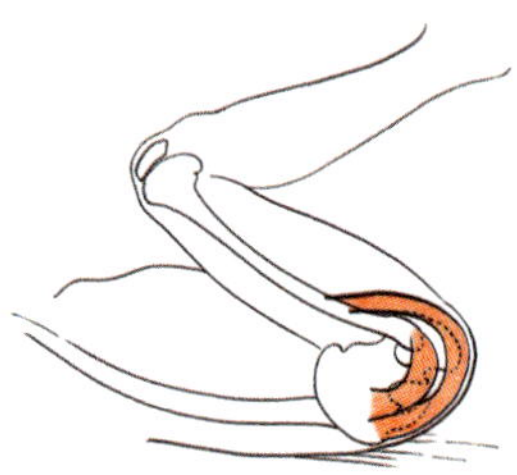

Sentir em qual momento a pelve inteira *muda de posição, passando da retroversão para a anteversão*: é o **"ponto de báscula"**, que corresponde a um certo ângulo de flexão do quadril. Retornar várias vezes ao ângulo preciso em que essa mudança ocorre.

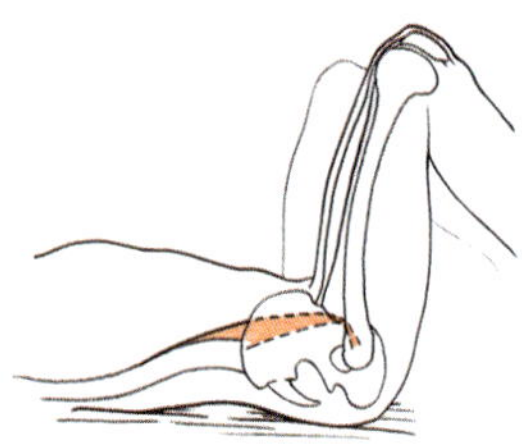

Se observarmos a pelve, podemos dizer que todos os movimentos que se seguem à retroversão, a partir do momento em que ela ocorre, acontecem de um determinado lado da báscula, enquanto todos os movimentos que se seguem à anteversão, a partir do momento em que ela ocorre, acontecem do outro lado da báscula.

**Por que a pelve faz a retroversão quando levamos os joelhos em direção ao abdome?**
A forte flexão do quadril tensiona os músculos e os ligamentos situados atrás dessa região. Estes, sob tensão, levam a pelve à retroversão.

**Por que a pelve faz a anteversão quando levamos os joelhos em direção ao solo?**
Durante a extensão do quadril, o peso das pernas é retido por músculos localizados na frente dessa região. A contração desses músculos leva a pelve à anteversão.

# Como a elevação de pernas faz que **certos músculos abdominais** trabalhem mais especificamente?

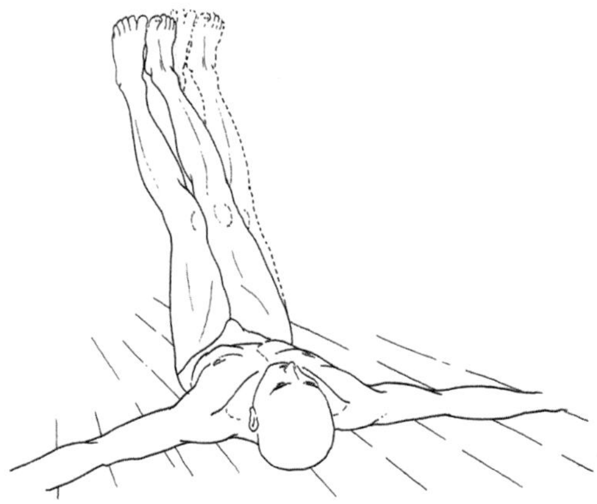

**Se elevamos as duas pernas simetricamente, é necessário manter toda a pelve em retroversão,** de modo igual na direita e na esquerda: é o trabalho dos retos do abdome que predomina para produzir a retroversão.

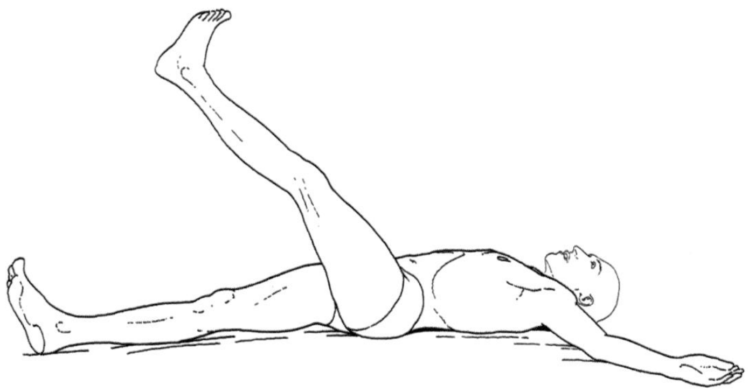

Se o movimento for **assimétrico**, por exemplo:
- elevando apenas uma perna;
- direcionando uma ou as duas pernas elevadas um pouco para o lado;
- "desenhando" tesouras ou letras com os pés elevados;

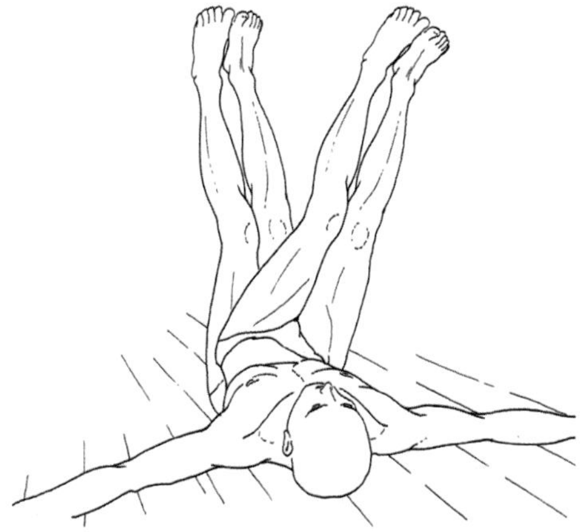

**então, a anteversão predomina de um lado da pelve em relação ao outro.** Em todos esses casos, a pelve também vira para o lado em que prevalece o movimento das pernas. **Para fixar a pelve, é necessário reter tanto a anteversão (trabalho dos retos do abdome) quanto a rotação (trabalho dos oblíquos).**

O trabalho dos oblíquos pode ser mais intenso ou menos intenso (ver p. 91-93).

# Por que a elevação de pernas é um exercício de risco para a **coluna lombar**?

1

**Quando levamos as pernas em direção ao abdome** (em um lado do ponto de báscula, ver p. 94)**, a pelve coloca a coluna lombar em flexão.**

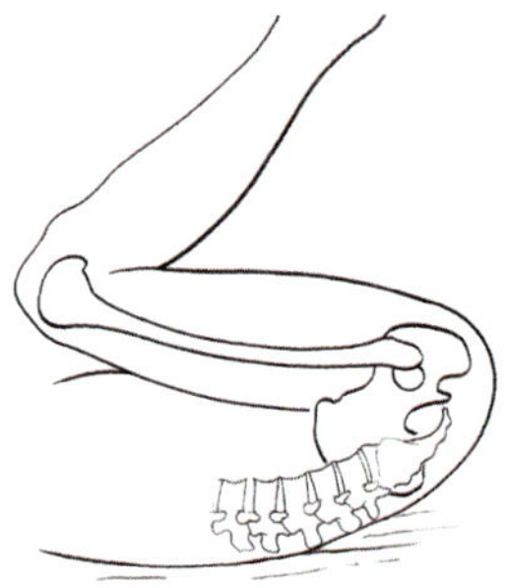

*Isso provoca o tensionamento dos músculos e ligamentos posteriores e pode fazer bem (se essas estruturas estiverem rígidas), mas também pode causar problemas (se essas estruturas estiverem frágeis). Isso pinça os discos na frente e os distende atrás, podendo trazer benefícios, em pequenas doses, ou causar problemas se esses discos já estiverem frágeis.*

2

**Quando levamos as pernas em direção ao solo** (do outro lado do ponto de báscula)**, os músculos que se contraem para detê-las* tracionam a pelve em anteversão, ação à qual deveria responder uma contração equivalente dos abdominais.**

**Se não conseguimos impedir a anteversão, arqueamos as costas:** as lombares são estendidas.

*Principalmente os músculos psoas, ilíaco, sartório, reto femoral e tensor da fáscia lata.

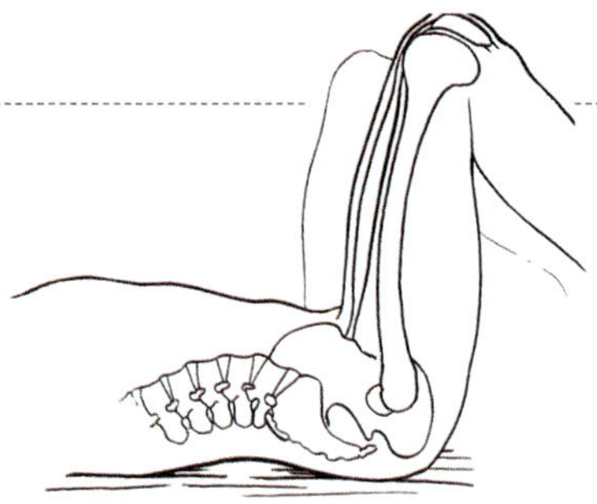

*Essa contração "comprime" a parte posterior do tronco sobre ele mesmo e cria uma forte sobrecarga entre as vértebras (sobre os discos intervertebrais).*

3

**Se a pelve não for estabilizada** durante os exercícios de elevação de pernas**, ela passa alternadamente de um lado para o outro do ponto de báscula.**

É importante manter a pelve estável: os diversos movimentos das pernas sempre devem ser realizados com a pelve estável e, portanto, respeitando os limites de cada um.

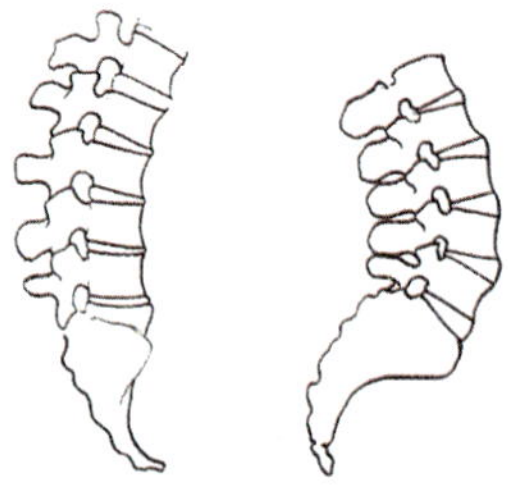

*Os discos passam de um pinçamento anterior para um pinçamento posterior ao serem comprimidos. Eles são sobrecarregados pelo exercício.*

L

*Nos exercícios de elevação de pernas, é* ***a combinação de movimentos e de compressão*** *que é nocivo para os discos.*

# Como proteger a coluna lombar?

## Precauções

**É imperativo estabilizar a pelve.** Ela não deve ser retrovertida quando as pernas flexionam: para isso, é necessário um trabalho dos músculos dorsais (ver p. 39). Ela não deve ser antevertida quando as pernas se aproximam do solo: para isso, é necessário um trabalho dos músculos abdominais (retos do abdome, principalmente). Entretanto, para uma pessoa que ainda não possui músculos abdominais muito fortes, é impossível manter a pelve estável. Muitas vezes, é até mesmo difícil sentir se ela se move.

**Como controlar a báscula da pelve?**

Colocamos uma mão espalmada contra o solo, sob as vértebras lombares: ela **impede que as costas se arredondem.**

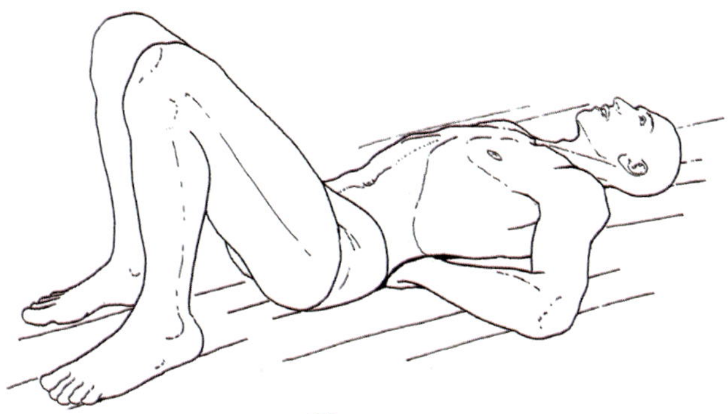

Trabalhamos com apenas uma perna elevada (joelho flexionado ou estendido).

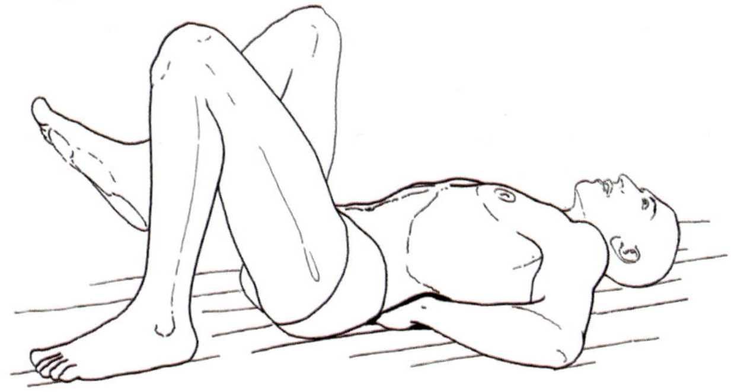

Posicionamos a outra perna com o joelho flexionado, pé em contato com o solo. O apoio do pé contra o solo **impede que a pelve se arqueie.** Com a perna livre, executamos o exercício, regulando a intensidade.

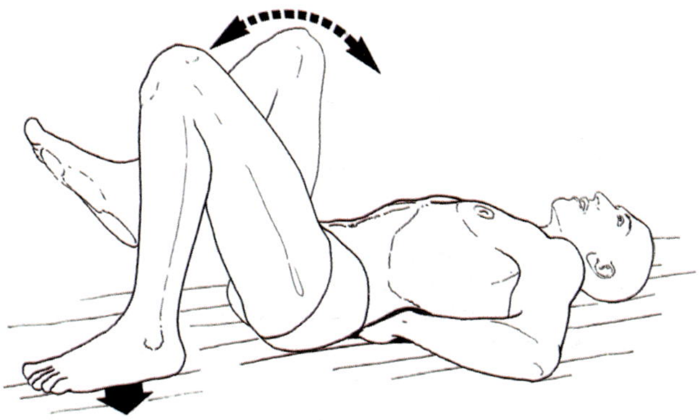

L

*Durante o exercício, tentaremos progressivamente:*
*- não mais apoiar o pé que está no solo: são, então, os músculos abdominais que assumem o controle;*
*- evitar que as vértebras lombares pressionem a mão que está nas costas: são, então, os músculos dorsais que assumem o controle.*

# As flexões de braços

# Como são realizadas **as flexões de braços?**

## Descrição

**Quando realizamos flexões de braços, somente os dedos dos pés e as palmas das mãos ficam em contato com o solo.**

Tentamos não flexionar nem arquear a coluna vertebral. Tentamos também não flexionar os quadris (evitando "empinar" a pelve).

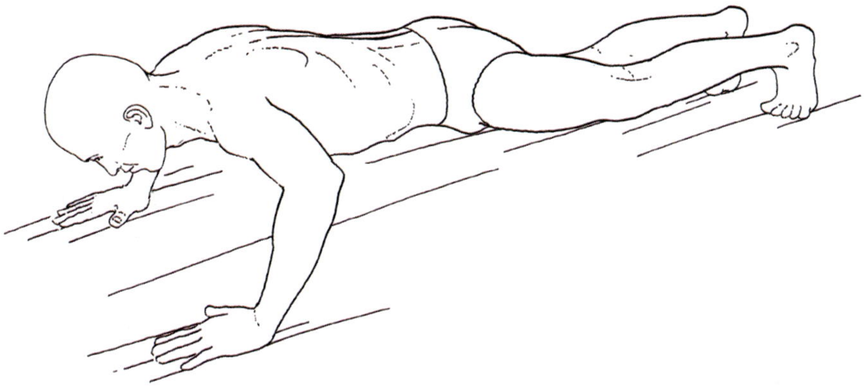

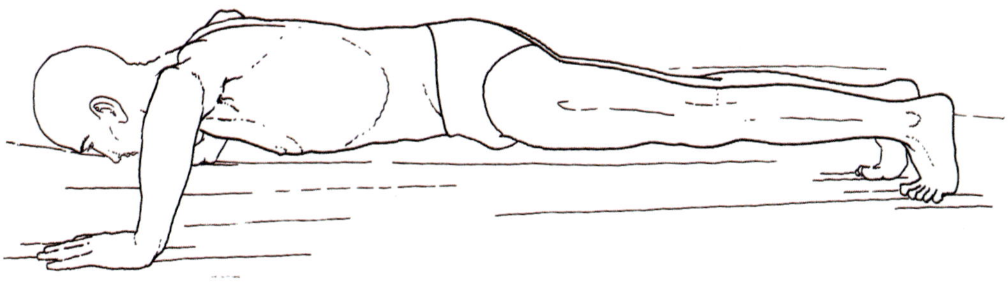

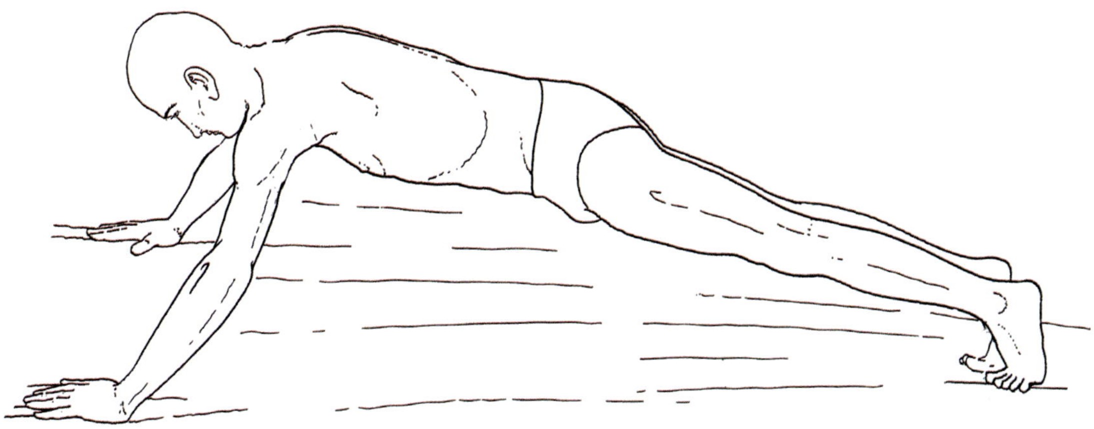

*O exercício consiste em flexionar e estender os braços, mantendo o corpo em um alinhamento retilíneo da cabeça aos tornozelos.*

# Por que,
# quando realizamos flexões de braços, trabalhamos os músculos abdominais?

Começamos realizando um equilíbrio "mãos-pés", em que o tronco e as pernas não têm apoio.

1

**A coluna vertebral apresenta tendência a realizar uma grande extensão (arqueamento), e a pelve tende a ficar em anteversão.**
Os músculos abdominais devem ser contraídos para impedir esses dois movimentos: eles mantêm a coluna vertebral neutra e mantêm a pelve no alinhamento inicial.
Eles trabalham de modo estático.

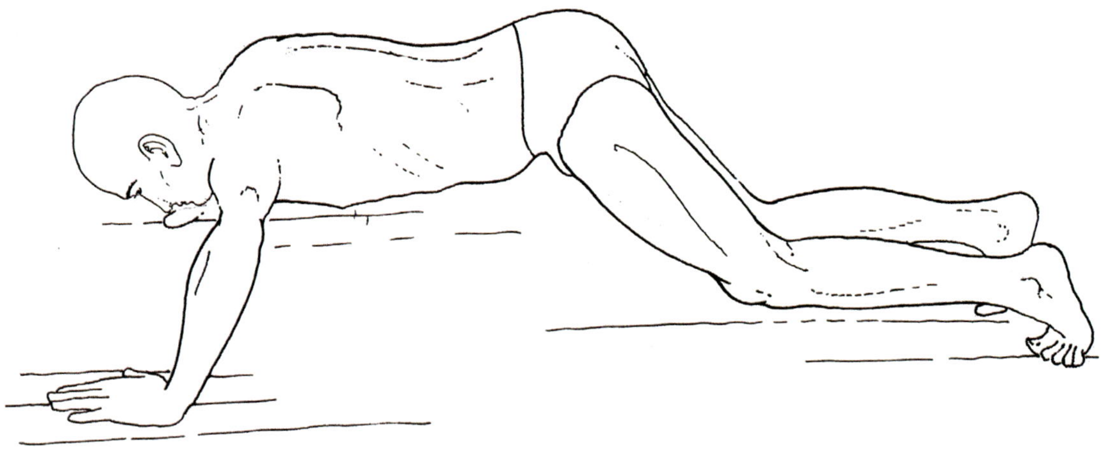

2

**Os quadris, os joelhos e os tornozelos tendem a se flexionar.**
Para impedir essas flexões, é necessário contrair os músculos extensores em todos esses níveis ao mesmo tempo.

3

**O abdome, direcionado ao solo, tende a abaular.**
Para manter o abdome retraído, é necessário trabalhar os músculos abdominais, no modo visceral.

**Em seguida, os cotovelos executam flexões/extensões** que solicitam uma contração dos músculos extensores dos cotovelos (na subida para executar a extensão, e na descida para frear a flexão).

L

*Nas flexões de braços, os músculos abdominais trabalham de maneira "estática", isto é, sem movimento do tronco. Se conseguirmos manter bem a estabilidade da pelve, este exercício, diferentemente da flexão abdominal, será potente e não oferecerá risco para o esqueleto. No entanto, ele pode sobrecarregar as articulações dos punhos por causa dos apoios prolongados. De qualquer maneira, o modo como os músculos abdominais trabalham neste exercício não varia e não contribui para sua vascularização nem para sua drenagem.*

# Existem **riscos para o períneo** quando realizamos flexões de braços?

1

***A priori*, não.**

2

**Contudo, esse exercício é potente para a região do tronco e podemos ter uma tendência a fechar a glote para assegurar a abertura da caixa torácica.**

O fechamento da glote, se acompanhado por um esforço de propulsão*, gera fortes pressões em direção ao períneo (ver p. 42).

*A propulsão pode ser provocada:
- diretamente pelo diafragma em direção ao períneo;
- indiretamente pelos abdominais, que enviam uma pressão ascendente em direção à glote. Esta, ao se fechar, direciona a pressão ao períneo.

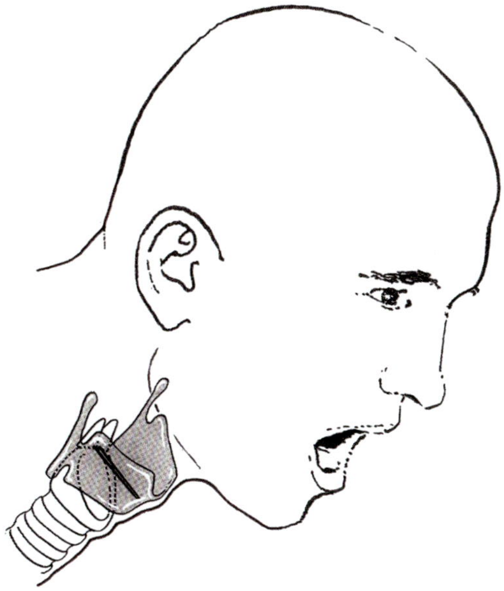

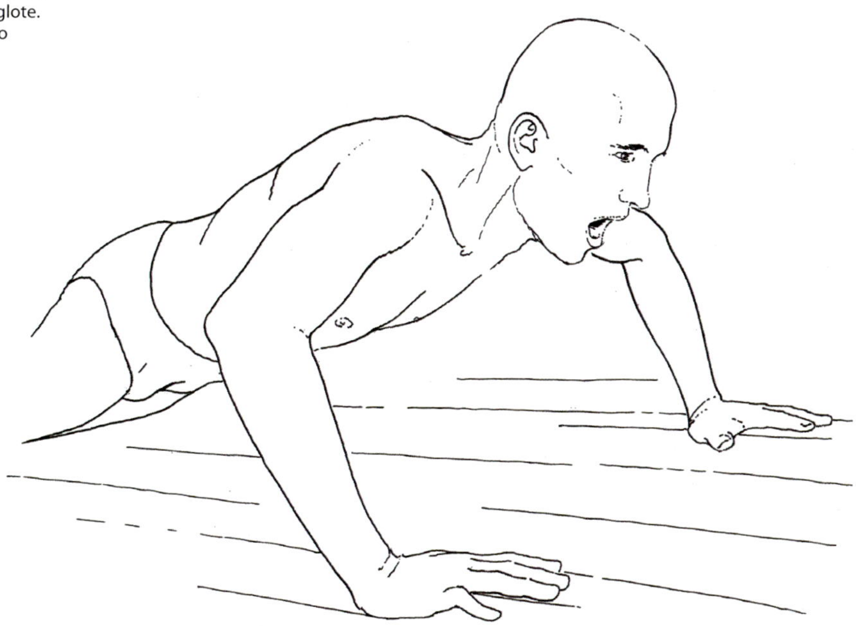

*Quando executamos flexões de braços, é importante não bloquear a respiração e, principalmente, não "empurrar" estando com a glote fechada.*

# Quais são os riscos para **a coluna lombar** quando realizamos flexões de braços?

## Arqueamento lombar e compressão discal

**Quando os abdominais não são suficientemente fortes,** o tronco não é bem sustentado durante o exercício. **A coluna lombar então aumenta sua lordose (arqueamento).**

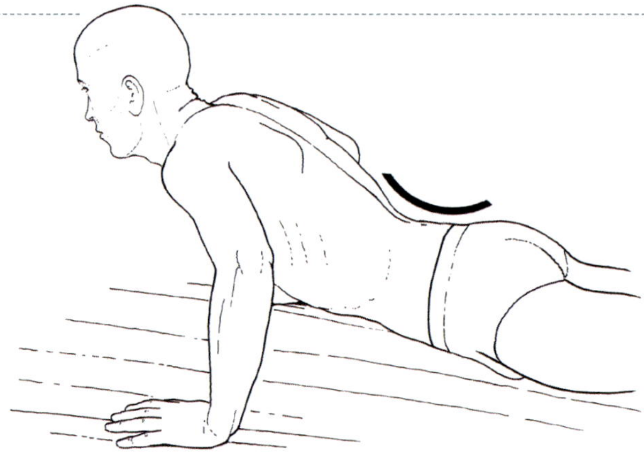

Com frequência, isso ocorre concomitantemente com o abaulamento do abdome: o abdome é projetado em direção ao solo.

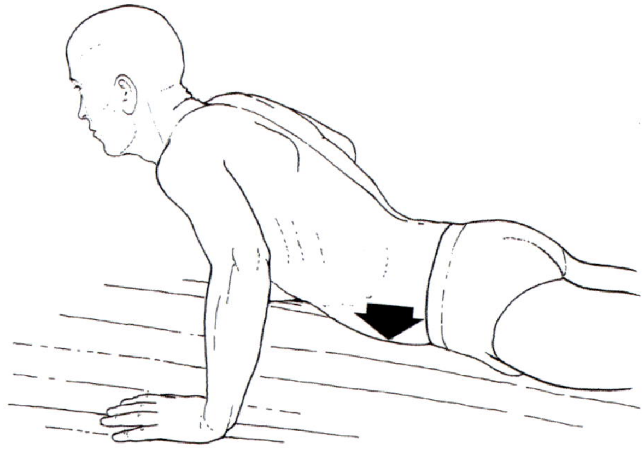

A lordose não é prejudicial por si só, mas, aqui, ela ocorre em um contexto de **forte compressão dos discos intervertebrais**, decorrente da contração geral dos músculos que tentam sustentar o tronco.

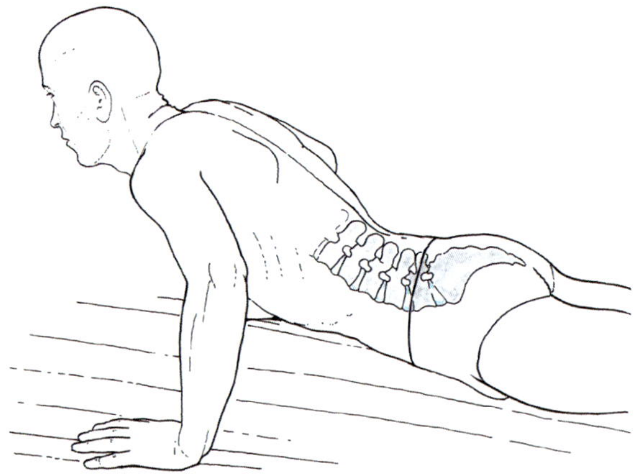

L

***A concomitância do aumento da lordose e da compressão*** *pode acarretar uma sobrecarga dos discos intervertebrais lombares.*

# Como **proteger a coluna lombar** quando realizamos *flexões de braços?*

## Precauções

Se não conseguimos alinhar o tronco e as pernas sem formar um arqueamento, **é melhor flexionar um pouco os quadris** (mantendo a pelve mais alta).

***A priori*, não é o que buscamos,** mas essa pode ser uma adaptação para iniciantes. O trabalho dos abdominais servirá, então, principalmente para retrair o abdome, focando menos sobre a fixação da pelve.

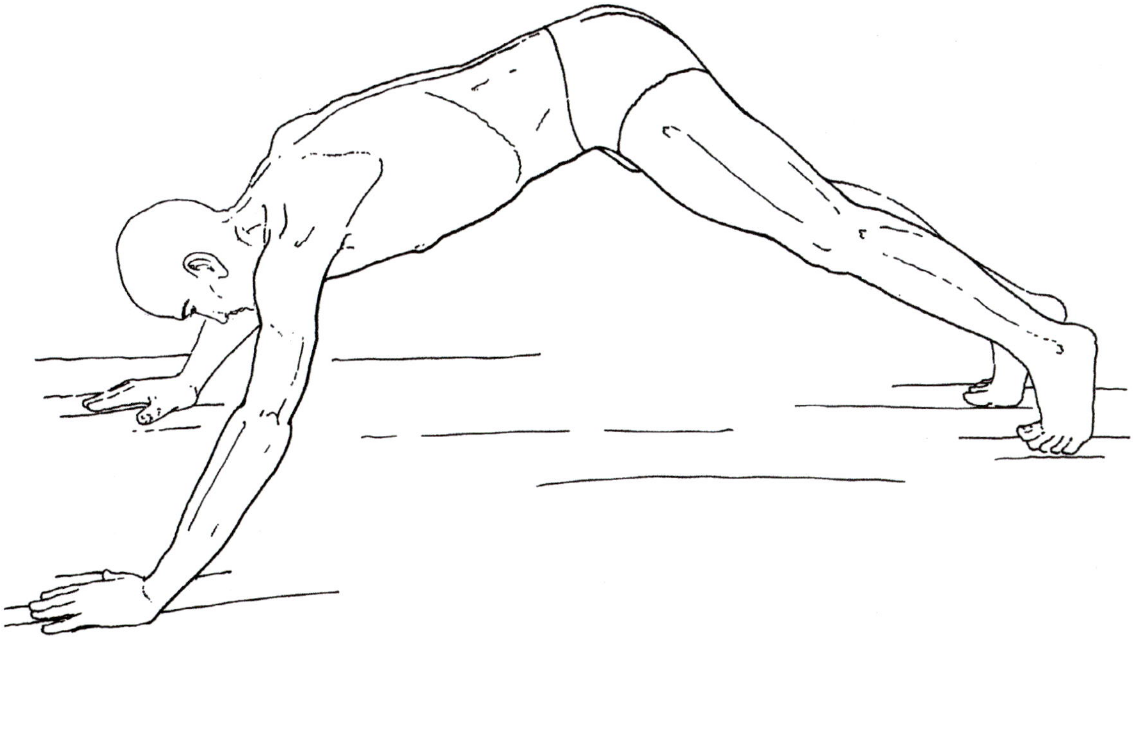

L

*Quando executamos flexões de braços, é importante não bloquear a respiração e, sobretudo, não "empurrar" estando com a glote fechada.*

# As rotações de tronco na posição deitada

**105** Como são realizadas as rotações de tronco?
**106** Por que as rotações de tronco fortalecem os músculos abdominais?
**107** Por que as rotações de tronco alternam o modo de contração dos músculos largos?
**108** Por que as rotações de tronco apresentam riscos para os discos intervertebrais?
**109** Como proteger os discos intervertebrais durante as rotações de tronco?

# Como são realizadas **as rotações de tronco?**

## Orientações

Deitado de costas, com os braços ao longo do tronco, um pouco afastados. Levar as pernas em direção ao tronco com os quadris flexionados.

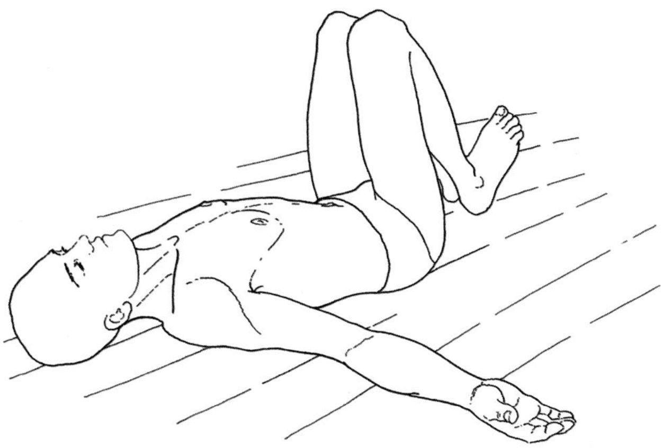

Em seguida, levar as pernas em direção ao solo, de um lado. O tronco acompanha o movimento executando uma rotação vertebral.

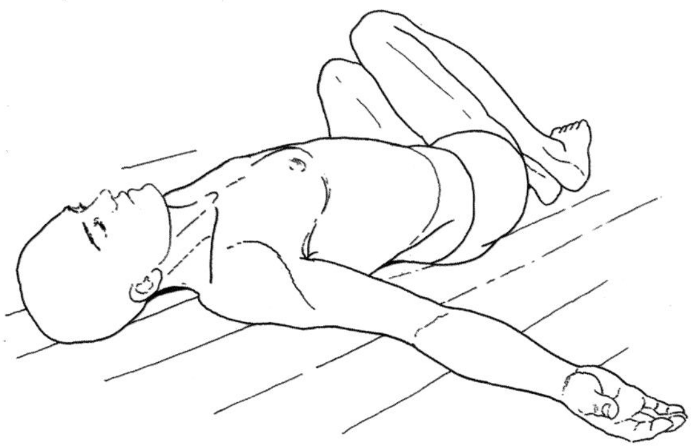

## Variação

O exercício pode ser executado com os joelhos flexionados ou estendidos, e pode-se descer mais ou menos as pernas, com a possibilidade de ir até o solo.

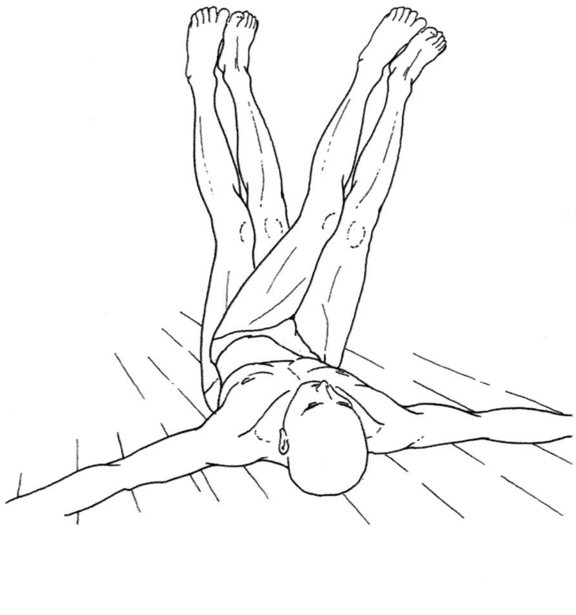

# Por que **as rotações de tronco** fortalecem os músculos abdominais?

Quando levamos as duas pernas em direção ao solo de um lado do tronco, a pelve sofre rotação para o mesmo lado. **O responsável por esse movimento das pernas e da pelve é a força da gravidade** (o peso das pernas).

Para realizar o movimento com certa **lentidão**, é necessário **reter** a descida das pernas, principalmente a rotação do tronco, **por meio da contração dos músculos do lado oposto**.

Os músculos que mais trabalham são os oblíquos do lado oposto ao sentido da rotação.

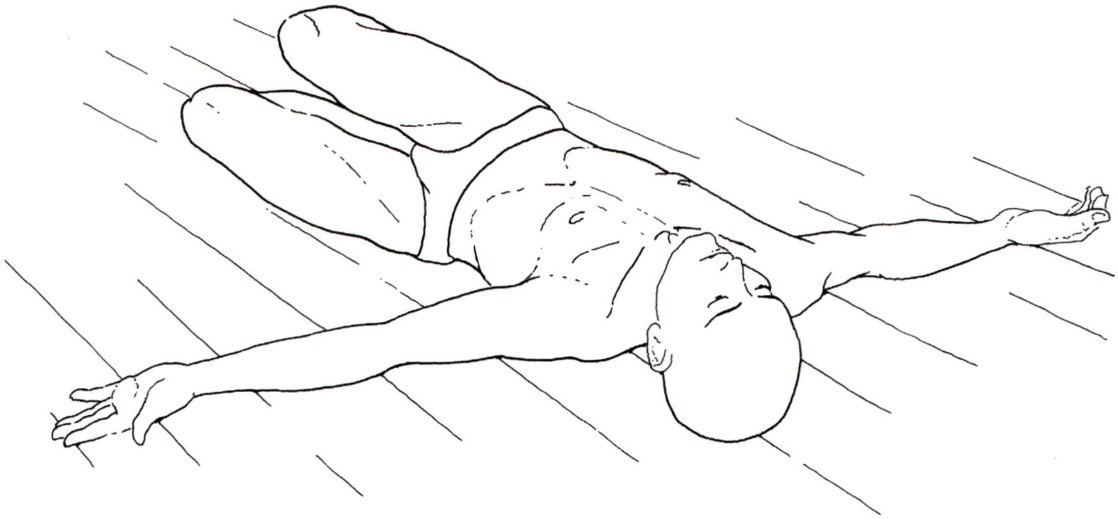

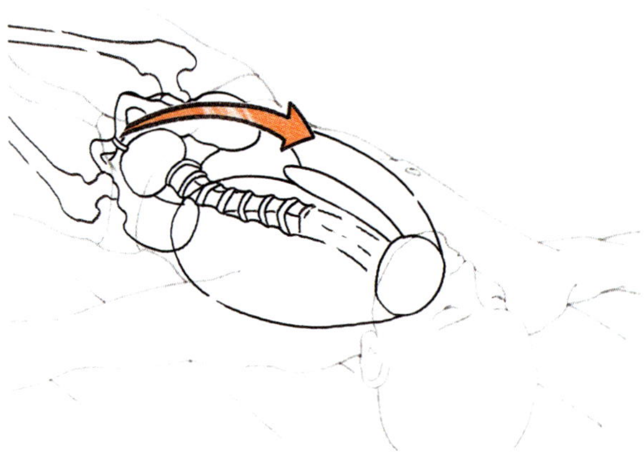

L

*Nas rotações de tronco, os abdominais não mobilizam as pernas, e sim o tronco. As pernas são unidas à pelve pelos músculos dos quadris.*

# Por que as rotações de tronco **alternam** o modo de contração dos músculos largos?

**Os músculos abdominais atuam tanto no movimento de descida quanto no de elevação de pernas.**

Na **descida**, os músculos abdominais trabalham para **reter** a descida da pelve e das pernas, o que é chamado de *contração excêntrica*. Nesse tipo de contração, o músculo se contrai e é, ao mesmo tempo, **distendido**, porque suas inserções se distanciam.

Por outro lado, quando **elevamos** ambas as pernas em direção vertical, os mesmos músculos trabalham para **fazer** a rotação do tronco no sentido inverso, o que é chamado de *contração concêntrica*. Nesse tipo de contração, o músculo se contrai e suas inserções se aproximam.

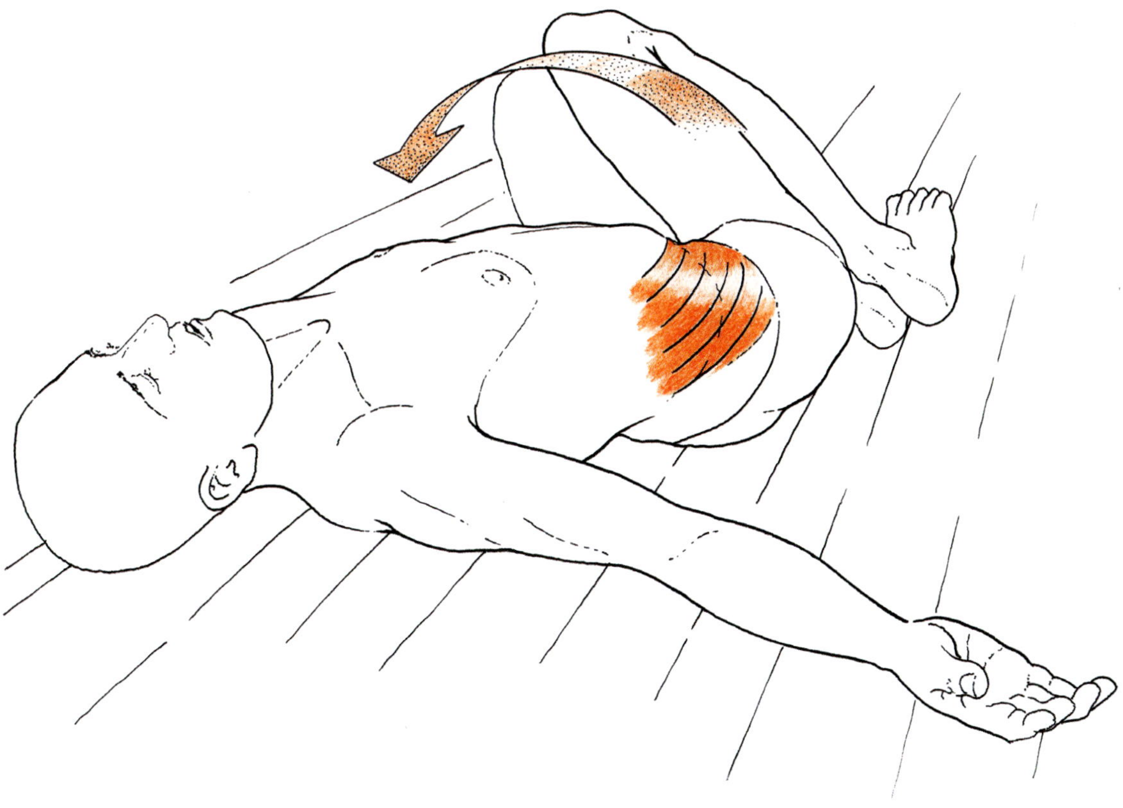

L

Portanto, os músculos oblíquos trabalham ***de forma diferente na descida e na elevação***.
*Isso é interessante para a alternância do comprimento das fibras musculares (ver p. 65), que favorece sua vascularização e drenagem durante as contrações.*

# **Por que** as rotações de tronco apresentam riscos para os discos intervertebrais?

**Os discos intervertebrais sofrem uma forte rotação sobre eles mesmos.**

**Ao mesmo tempo, a contração potente dos abdominais**, tanto para manter o tronco sobre si mesmo quanto para executar* ou frear** a rotação do tronco e das pernas, provoca uma forte compressão do tronco sobre os discos intervertebrais.

* na elevação
** na descida

L

*__A combinação de fortes rotações e de fortes compressões__ pode sobrecarregar os discos intervertebrais, principalmente se estes apresentarem lesões ou forem frágeis.*

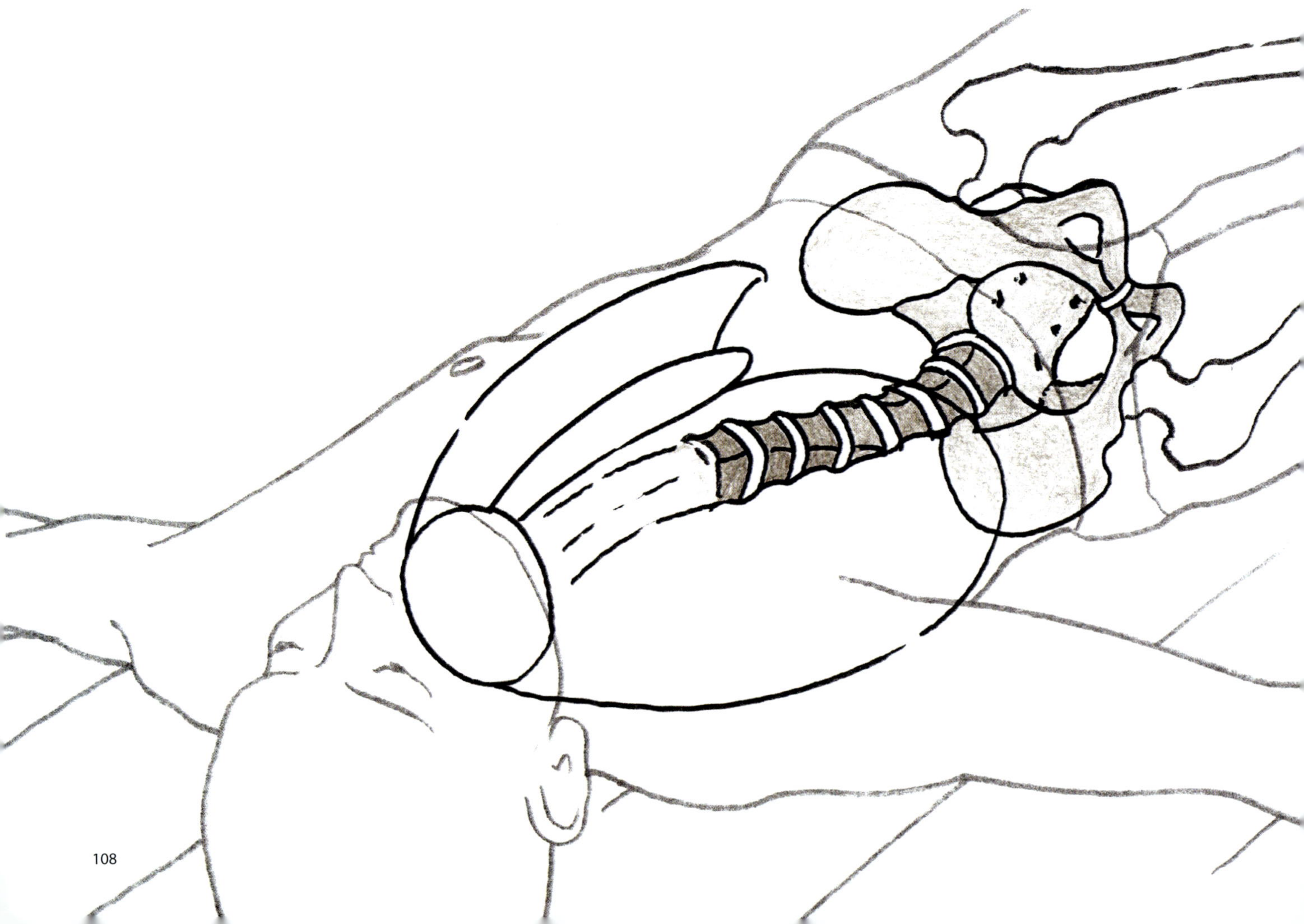

# Como **proteger** os discos intervertebrais durante as rotações de tronco?

1

**Podemos diminuir a intensidade do exercício:**
- trabalhando com os joelhos flexionados e os pés mais ou menos em direção à pelve: isso diminui a ação do braço de alavanca das pernas (ver p. 93);
- ou descendo menos, sem atingir o solo, efetuando um movimento de amplitude mais reduzida.

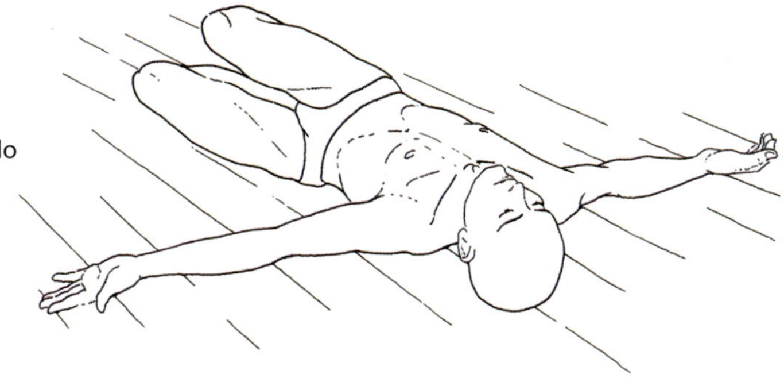

2

**Podemos marcar uma parada para repousar a musculatura na passagem do movimento pelo meio do tronco.**

> ! *Normalmente, temos a tendência de fazer o inverso, isto é, repousar quando as pernas chegam ao solo. Contudo, nesse caso, a amplitude do exercício – e, consequentemente, a rotação/compressão – é máxima.*

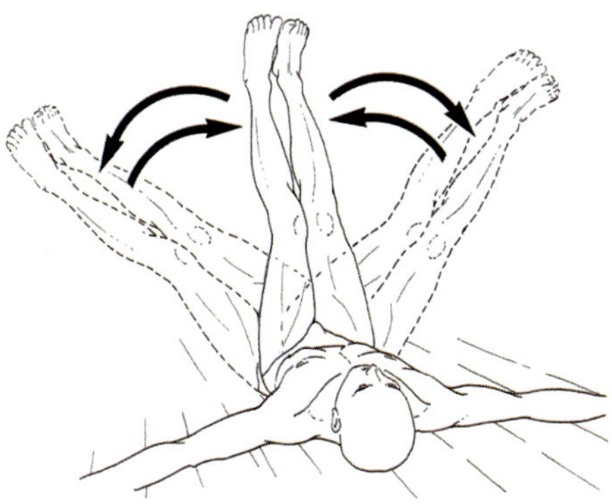

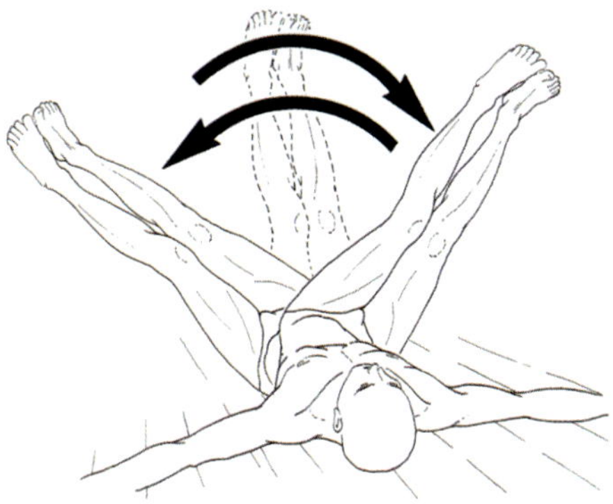

3

**Podemos colocar as mãos no solo, palmas direcionadas para baixo,** procurando conduzir o movimento do tronco pelo apoio das mãos. Desse modo, fazemos intervir tantos os músculos dorsais quanto os abdominais: esses músculos dorsais ajudam a estabilizar melhor as vértebras, e consequentemente os discos, no decorrer do movimento.

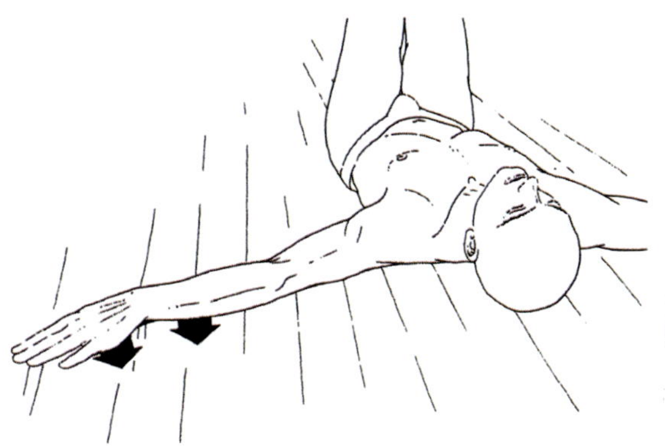

# A retração do abdome na expiração forçada

# A retração do abdome durante a expiração **para recrutar o transverso**

Frequentemente, executamos os exercícios abdominais retraindo o abdome durante uma **grande expiração**.
Algumas vezes, essa expiração com a boca aberta, e mesmo com a glote aberta, constitui o **aspecto principal do exercício.**

**A expiração "com a boca aberta" recruta mais precisamente o transverso.** Por quê? Porque, abrindo a boca dessa maneira, eliminamos o ar muito rapidamente. Logo chegamos ao final da expiração, no **Volume de Reserva Expiratório***. Para expirar desse modo – profundamente –, o músculo mais eficaz entre os abdominais é o transverso.

*ver o livro *Respiração: Anatomia - Ato respiratório*, da mesma autora, p. 28 (edição brasileira publicada pela Editora Manole).

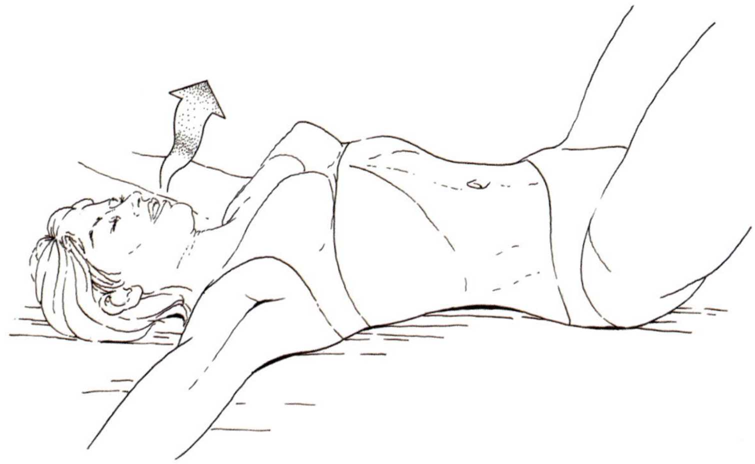

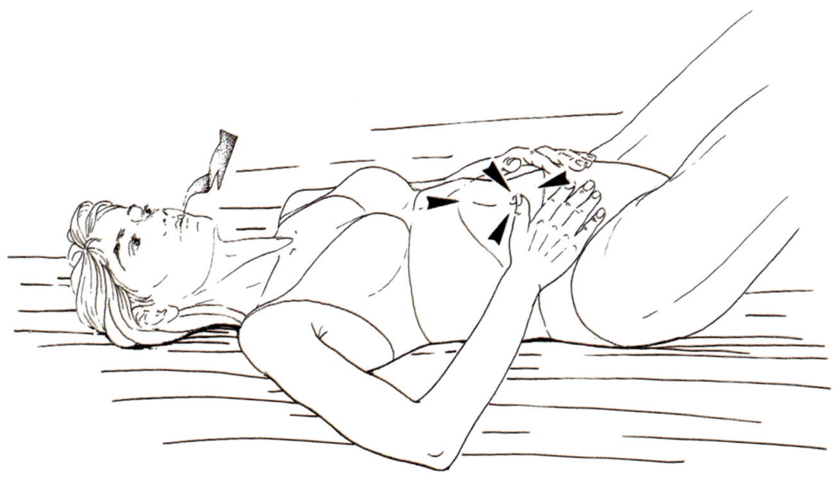

L

*É para recrutar **precisamente o transverso** – entre os músculos abdominais – que frequentemente solicitamos uma **expiração profunda** durante os exercícios abdominais, no momento da retração do abdome.*

# O transverso afina a cintura, mas **não apresenta somente vantagens**

**A contração isolada do transverso diminui o diâmetro do abdome.**

Entretanto, a sua ação predomina no espaço entre as costelas e a pelve, onde suas fibras são mais longas e mais numerosas. Temos uma forte sensação de retrair o abdome **comprimindo a cintura, como se estivéssemos com um cinto.**

Essa ação, na verdade, não é capaz de conduzir a massa abdominal para cima ou para baixo. Os órgãos da região deslocam-se **para cima** e também **para baixo da região contraída, o que pode empurrar uma parte do abdome para baixo, em direção ao períneo** (ver página seguinte).

A contração isolada do transverso **afasta a linha alba (ver p. 47).**

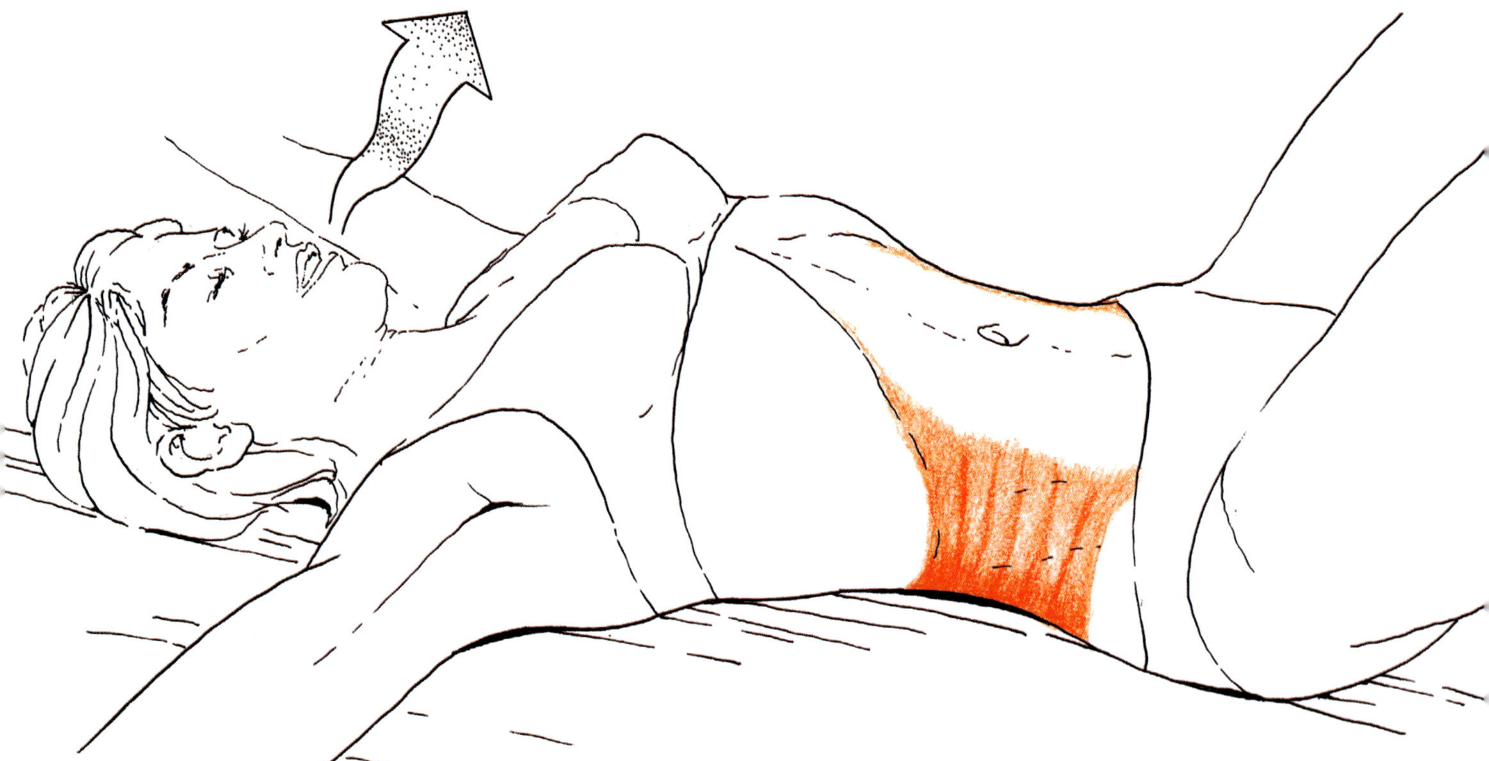

# Os inconvenientes do músculo transverso para **o períneo**

**A solicitação seletiva do transverso,** exclusivamente na região da cintura ou acima, **apresenta efeitos negativos.**

Especialmente quando solicitamos que o indivíduo "expire ao contrair o abdome", algumas vezes essa retração ocorre "em ampulheta". A cintura afina como um tubo de creme dental apertado no meio: os órgãos são empurrados para cima e para baixo da cintura.

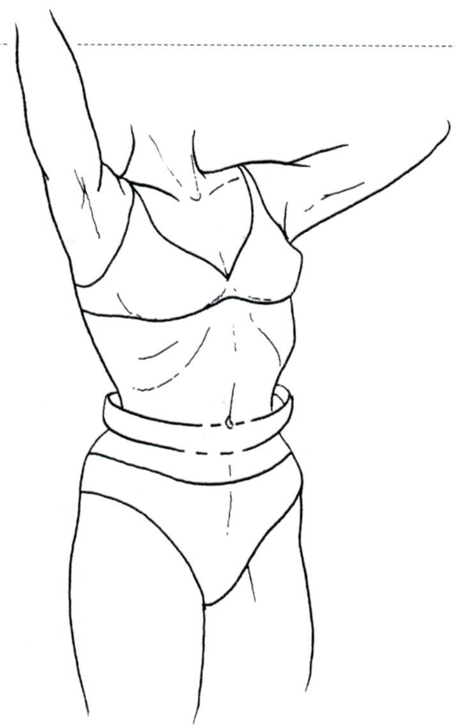

**Acima, não é incômodo para o períneo. Abaixo, ao contrário, a massa de órgãos deslocada pela contração abdominal no nível da cintura provoca uma pressão sobre o períneo.** Essa pressão não é sempre desejável (depende da tonicidade do períneo).

Os exercícios abdominais já criam pressões sobre o períneo (como na flexão do tronco para a frente, na flexão abdominal), e a expiração acrescenta à pressão decorrente do exercício* a pressão proveniente do transverso.

*Ver p. 82 "As flexões abdominais com o abdome retraído apresentam riscos para o períneo?".

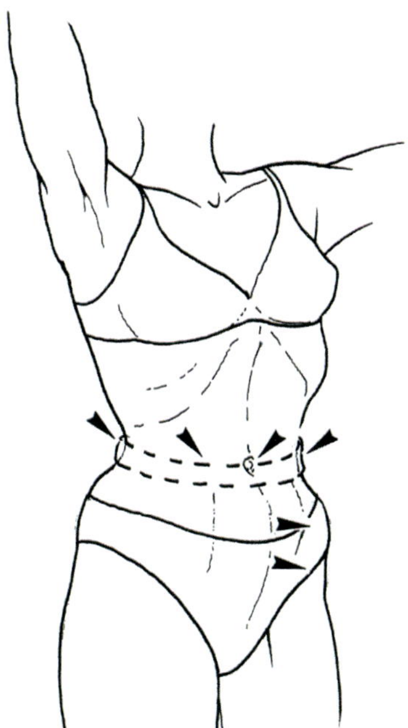

L

*Vemos que, mesmo se normalmente solicitamos que seja realizada uma expiração durante os exercícios abdominais (porque "isso é bom no conjunto"), geralmente é preferível para o períneo que o exercício seja realizado "com inspiração e abertura das costelas", porque, entre outras ações, esta suprime a pressão proveniente da ação do transverso.*

# Os inconvenientes do músculo transverso para **a linha alba**

1

**A parte do transverso que se contrai não se encontra na frente do abdome, e sim nas laterais:** portanto, o músculo se contrai apenas nas laterais do tronco. Existem fibras do músculo na frente, mas elas não são contráteis: elas não diminuem de comprimento. Essa camada aponeurótica localizada na frente irá, ao contrário, ser tracionada e colocada sob tensão durante a contração do transverso.

Existem dois músculos transversos, o direito e o esquerdo. **Durante a contração, a aponeurose** de cada um deles **é tracionada em direção à parte contrátil, isto é, para a direita e para a esquerda:** quando o transverso se contrai, **ocorre portanto uma tendência à separação da linha alba.** Normalmente a linha alba consegue suportar essa separação, porque o entrecruzamento das fibras confere certa resistência a essa região.

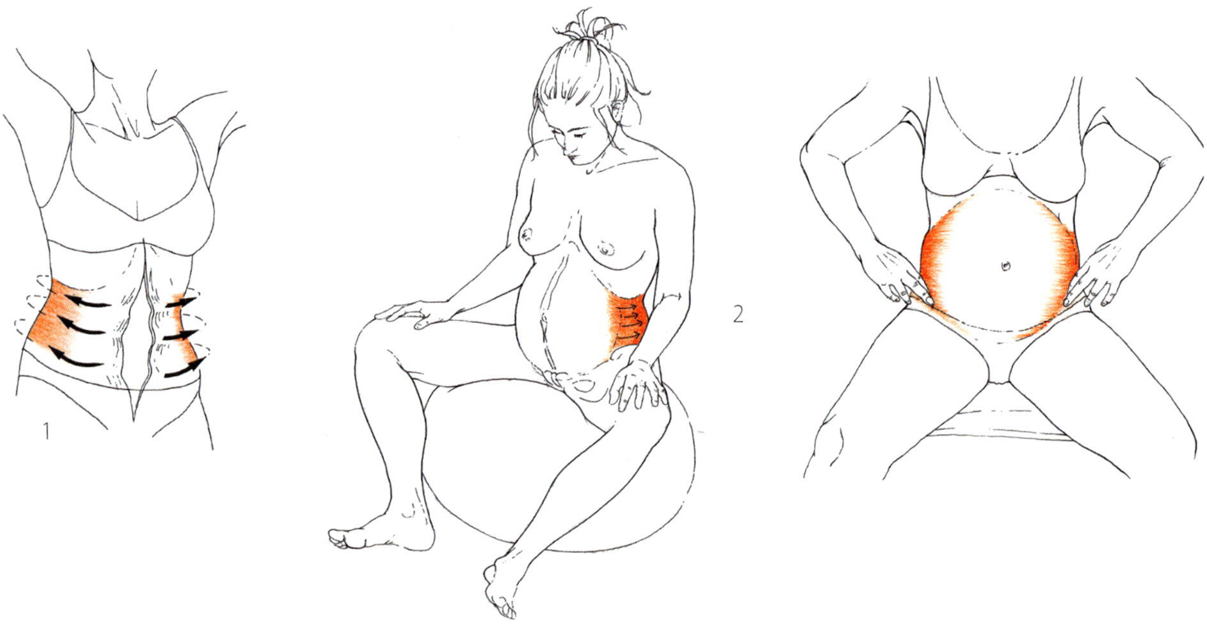


2

No entanto, existem períodos da vida nos quais a linha alba é intensamente solicitada em distensão: trata-se dos últimos meses da gestação (sobretudo nos casos de gestações próximas ou de gestações gemelares). Do mesmo modo, após o parto, as fibras da linha alba, muito distendidas, recuperam pouco a pouco sua forma, mas não conseguem suportar fortes trações.

L

*Deve-se evitar a solicitação específica do transverso na mulher gestante e no pós-parto, ou em casos de hérnia da linha alba ou de hérnia umbilical. Para isso,* ***deve-se evitar a retração do abdome com expiração durante os exercícios.*** *É preferível trabalhar em inspiração costal.*

# Os inconvenientes do músculo transverso para a **coordenação dos abdominais**

1

**Contrair de baixo para cima sem relaxar a parte inferior.**
Quando trabalhamos o períneo e os músculos abdominais em coordenação ascendente*, é muito fácil, no início, manter o períneo contraído quando contraímos os músculos abdominais inferiores.

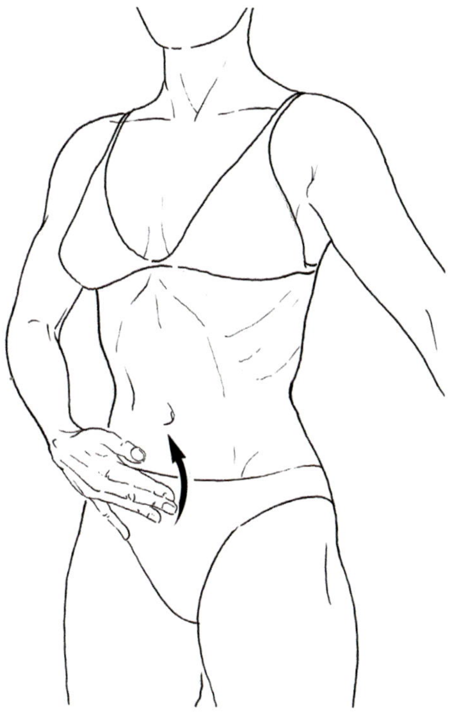

**No entanto, à medida que fazemos a contração subir para os músculos abdominais superiores, o períneo geralmente tende a "relaxar" (isto é, a se descontrair).**

*Ver o livro *O períneo feminino e o parto*, da mesma autora, p. 120-123 (edição brasileira publicada pela Editora Manole).

2

**Quando o transverso "perturba" a coordenação ascendente.**
Quando a contração ascendente dos músculos abdominais chega ao nível da cintura, são as fibras horizontais do transverso que possuem a ação mais forte. Vimos (p. 23, 55 e 113) que elas têm uma tendência a estreitar a cintura "separando o tronco em duas partes".

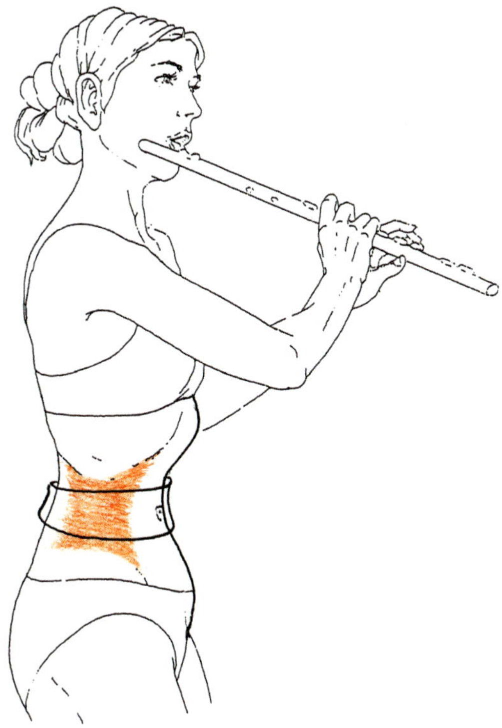

Os órgãos se distribuem então para cima e também para baixo, enviando uma pressão em direção ao períneo, o que pode provocar **o relaxamento dos músculos do períneo.**

L

*Se esse for o caso, criamos uma **"inversão do comando perineal"**: a coordenação ascendente períneo + músculos abdominais transforma-se em contração abdominal com descontração do períneo.*

# Coordenar **transverso e oblíquo**

4

**Vimos que a ação do transverso domina a região da cintura e tende a estreitar o abdome (como uma ampulheta).**
Para retrair o abdome completamente, portanto, é necessário coordenar essa ação com a ação dos outros abdominais. Observemos agora os oblíquos.

**Se desejarmos contrair o transverso sem enviar a massa abdominal para o baixo abdome, será necessário contê-la por meio da contração das fibras mais baixas dos oblíquos.** Nos exercícios que se seguirão, isso deve ser buscado a cada vez que for realizada uma contração dos abdominais "em modo visceral".

L

Por que coordenar os oblíquos com o transverso?
Porque as fibras inferiores dos oblíquos podem elevar a massa abdominal em relação ao períneo, um pouco mais lateralmente que as fibras do reto do abdome.
**Implementação: preparação n° 5.**

# 5 Para os "abdominais glúteos": abrir primeiramente **os quadris**

Certos exercícios a seguir trabalham tanto os abdominais – que são retroversores – quanto os glúteos – que também o são. Esses exercícios, portanto, produzem muita força no sentido de retroversão.

1

**A articulação do quadril nem sempre está preparada para suportar essa pressão; sua região anterior está frequentemente muito rígida,** apresentando inclusive uma pequena flexão em decorrência da contração excessiva de ligamentos e músculos anteriores. Isso comumente ocorre em razão da permanência em posição sentada. Nesse caso, reforçar os glúteos comprime a articulação do quadril e pode até mesmo sobrecarregar a cartilagem.

2

**Da mesma forma, se a parte anterior do quadril estiver flexionada na posição em pé, a pelve se posicionará em anteversão.** Aqui, mais uma vez, será interessante liberar os freios que se encontram na região anterior do quadril antes de reforçar os músculos abdominais e glúteos, que são retroversores.

L

*Antes de reforçar os glúteos e os abdominais, é importante praticar exercícios que flexibilizem os ligamentos anteriores e alonguem os músculos localizados na parte anterior do quadril.*
***Implementação: preparação nº 6.***

# 6 Trabalhar **os abdominais e os dorsais** conjuntamente

Os abdominais causam retroversão da pelve e retificam a lordose da parte lombar da coluna vertebral. Se for interessante, busque isso *pontualmente* para alongar as costas, porém, essa não é a posição normal da parte lombar da coluna vertebral, que deve apresentar uma **lordose fisiológica**.

É por essa razão que, a cada vez que a coluna for alinhada, a orientação será de manter um pequeno arco na lombar durante a contração dos abdominais. Para isso, é necessária ao mesmo tempo uma contração dos músculos das costas (músculos dorsais, ver p. 39).

Os dois grupos trabalham em sentido contrário sobre a parte lombar da coluna vertebral, mantendo-a em equilíbrio, nem muito retificada, nem muito arqueada.

L

*Nos exercícios abdominais, é importante equilibrar a pelve e as costas, não somente por meio dos músculos abdominais, mas também de outros, em especial os posteriores da pelve e da coluna.*
**Implementação: preparação n° 7.**

# Sete preparações

## do método Abdominais sem riscos©

# Mobilizar 1 as costelas

1

Deitado de costas, com quadris, joelhos e tornozelos flexionados.

**Deslizar os braços sobre o solo, descrevendo um arco nos dois lados do tronco.**

Retornar à posição inicial.
Executar esse exercício várias vezes, bem lentamente.

+

*Sinta que esse movimento abre as costelas, e deixe-as irem livremente nesse sentido.*

+

*Sinta bem:*
*- a abertura das costelas e a elevação da ponta do esterno durante a subida dos braços;*
*- a descida, no retorno, quando você retoma o posicionamento dos braços ao longo do corpo.*

2

**Repetir o mesmo movimento com um único braço.**

Quando o braço chegar ao nível da sua cabeça, deixe que o tórax parta em direção ao braço.

Retorne ao meio.
Repita o movimento do outro lado.

+

*A região das costelas abre mais acentuadamente no lado do braço elevado.*

# 2 Tonificar os músculos que abrem as costelas

## 1a

**Na posição alongada, inspire profundamente abrindo as costelas para a direita e para a esquerda,** como se estivesse alargando o tórax. Em seguida, *expire* deixando as costelas retornarem à posição inicial.
Respire normalmente várias vezes.

## 2a

**Em posição alongada, inspire profundamente elevando o esterno,** como se projetasse um tórax "profundo".

+ Durante esse movimento, tente não contrair as costas mantendo espaço entre as escápulas.

Em seguida, *expire* deixando o esterno retornar à posição inicial. Respire normalmente várias vezes.

## 1b

**Recomece 1a e, logo após a inspiração de grande amplitude, não expire imediatamente, mantendo a respiração suspensa por um breve instante.** Em seguida, procure *inspirar* mais profundamente, mantenha a posição de inspiração profunda por alguns segundos e *expire*. Respire normalmente por alguns segundos. Repita a série várias vezes.

+ Essa sequência trabalha os músculos inspiratórios costais, especialmente o serrátil anterior.

## 2b

**Recomece 2a e,** logo após a inspiração profunda, não expire imediatamente: **suspenda por um breve instante a respiração e, em seguida, *inspire* mais profundamente,** mantenha por alguns segundos a posição de inspiração profunda, com o esterno elevado, e a seguir *expire*. Respire normalmente por alguns segundos. Repita a série várias vezes.

+ Essa série trabalha, entre os músculos inspiratórios costais, os músculos peitorais.

## 1c

**Passe para a posição em pé e reinicie o exercício 1b.**

+ As costelas apresentam uma maior tendência a descer, sendo necessário um trabalho maior dos músculos inspiratórios costais para abri-las e mantê-las afastadas.

## 2c

**Passe para a posição em pé e reinicie o exercício 2b.**

+ O esterno apresenta uma maior tendência a descer, sendo necessário um maior trabalho dos músculos inspiratórios para mantê-lo elevado e avançado.

# Coordenar os abdominais e o períneo

3

1

Deitado, alongado sobre as costas, com quadris, joelhos e tornozelos flexionados, e os pés apoiados contra o solo.

**Procure primeiramente contrair/descontrair o períneo.** Se você não tem prática nesse movimento, pode, por exemplo, pensar em: contrair/descontrair o esfíncter anal ou contrair/descontrair a região dos ísquios, como se procurasse aproximar um do outro. Repita o exercício várias vezes.

2

**A seguir, sem tentar subir, tente contrair o períneo e depois os abdominais mais inferiores.**

Aqui, mais uma vez, repita várias vezes a sequência períneo + abdominais inferiores.

+ Não suba até a cintura.

3

**Somente depois disso procure subir a contração até uma região um pouco mais alta.**

Aqui, mais uma vez , repita várias vezes a sequência períneo + abdominais inferiores e abdominais um pouco mais altos.

+ Preste atenção, este é o detalhe mais importante para não relaxar o períneo.

# Coordenação: fazer trabalhar **o reto do abdome e, a seguir, o transverso**

4

1

Deitado, alongado sobre as costas, com quadris, joelhos e tornozelos flexionados e os pés apoiados contra o solo.

**Primeiramente, procure contrair o reto do abdome de forma progressiva** na parte anterior do abdome baixo e, a seguir, descontrair esse mesmo músculo. Repita o exercício várias vezes.

2

**Faça essa contração progredir do púbis até o umbigo,** isto é, de baixo para cima. Repita essa contração uma dezena de vezes.

+

*Essa é uma etapa fundamental no sentido de guiar a massa visceral para cima.*

3

**Somente depois disso busque a contração do transverso,** que provocará uma sensação de constrição da cintura.

+

*Nesse momento, não interrompa as contrações 1 e 2.*

# 5 Coordenação: *fazer trabalhar* **os oblíquos e, a seguir, o transverso**

1

Deitado, alongado sobre as costas, com quadris, joelhos e tornozelos flexionados e os pés apoiados contra o solo.

**Primeiramente, procure contrair o oblíquo externo do abdome sobre as laterais da cintura de modo progressivo,** desenhando com as duas mãos a direção de suas fibras, da pelve até as costelas.

2

**Antes desse trabalho, você pode traçar o ligamento inguinal com os dedos (de modo a despertar o trabalho das fibras do oblíquo interno)** para deixar clara toda a linha sobre a qual os oblíquos irão exercer tensão. Em seguida, descontrair o músculo. Repita a série várias vezes.

3

**Somente depois disso busque a contração do reto do abdome (ver exercício preparatório n° 3) e do transverso, localizado em uma região mais alta.**

Procure conservar a sensação de "retração" da região inferior do abdome.
Repita o exercício de coordenação uma dezena de vezes, para memorizá-lo apropriadamente antes do exercício abdominal.

+ Isso provoca a sensação de constrição da cintura.

# Coordenação:
# alongar os quadris anteriormente

6

1

Deitado com o abdome para baixo.

**Flexione o joelho direito e segure o pé direito com a mão (esquerda ou direita).**

+ Sinta como a pelve, do lado direito, fica antevertida: o púbis deixou o solo.

2

**Procure reposicionar a pelve e o púbis contra o solo (retroversão da pelve).**

+ Sinta como a região anterior do quadril é distendida.

Mantenha a posição por alguns segundos, dentro de um limite confortável para o seu quadril.

+ Experimente variar sua respiração, seja com a inspiração (para abrir) ou com a expiração (para relaxar).

Repita o exercício várias vezes.

3

**Repita o exercício do lado esquerdo.**

# 7 Coordenar os abdominais e os dorsais

## 1a

Esta preparação pode ser realizada na posição deitada ou em pé, dependendo das escolhas dos exercícios que serão realizados na sequência. Deitado de costas, com quadris, joelhos e tornozelos flexionados e os pés apoiados contra o solo.

**Passe uma mão espalmada sob a região lombar. Eleve ligeiramente as costas nesse local** de forma que elas não se apoiem sobre a mão, ou mesmo que não a toquem.

> + *Esse é um trabalho dos dorsais.*

## 1b

**Mantenha essa posição, dessa vez contraindo os abdominais.**

> + *Sinta como essa contração tende a colocar a pelve em retroversão e a fazer a região lombar a entrar em contato com o solo.*

Mantenha a contração dos dorsais para impedir essas ações. Repita o exercício várias vezes.

## 2a

Em pé, com quadris, joelhos e tornozelos ligeiramente flexionados.

**Passe uma mão espalmada atrás da região lombar. Arqueie levemente as costas nesse local, procurando "crescer", alinhe-se o mais verticalmente possível.**

> + *Esse é um trabalho dos dorsais, especialmente dos dorsais profundos.*

## 2b

**Mantenha essa posição, dessa vez contraindo os abdominais.**

Mantenha a contração dos dorsais para impedir essas ações. Repita o exercício várias vezes. Essas duas situações são lembradas e retomadas nos exercícios das páginas seguintes.

> + *Sinta como essa contração tende a colocar a pelve em retroversão e a levar a região lombar a retificar a lordose.*

# Dezesseis exercícios

## do método Abdominais sem riscos©

# 1 Alongar/contrair os abdominais

## Alongar os retos do abdome

Deitado de costas, braços ao longo do corpo, quadris, joelhos e tornozelos flexionados, e pés apoiados no solo.

### 1a

**Alongar a parte superior dos retos do abdome ("cruzar/subir").**
Cruze as duas mãos na frente do peito e alongue os dois braços acima da cabeça, passando as mãos pela frente do rosto (e não pelos lados).

> + *Sinta como esse movimento provoca a elevação das costelas e do esterno, bem como o alongamento dos retos do abdome na sua parte superior.*

Retorne à posição inicial.
Execute o mesmo movimento juntamente com uma *inspiração costal* de grande amplitude. Retorne à posição inicial.

### 1b

**Alongar a parte inferior dos retos do abdome ("alongar/arquear").**
Dessa vez, alongue as pernas.

> + *Sinta como esse alongamento coloca a pelve em anteversão, e também como essa anteversão alonga os retos do abdome na sua parte inferior.*

Retorne à posição inicial.
Execute o mesmo movimento juntamente com uma *inspiração costal* profunda.
Retorne à posição inicial.

### 1c

**Alongar toda a região do reto do abdome ("subir/alongar").**
Alongue ao mesmo tempo os dois braços e as duas pernas.

> + *Sinta como esse movimento alonga o reto do abdome nas suas partes superior e inferior ao mesmo tempo.*

Permita que a região lombar se mobilize livremente, sem tentar retê-la.
Retorne à posição inicial.
Reinicie o movimento completo com uma *inspiração costal* profunda, que faz o esterno subir.
Retorne à posição inicial.

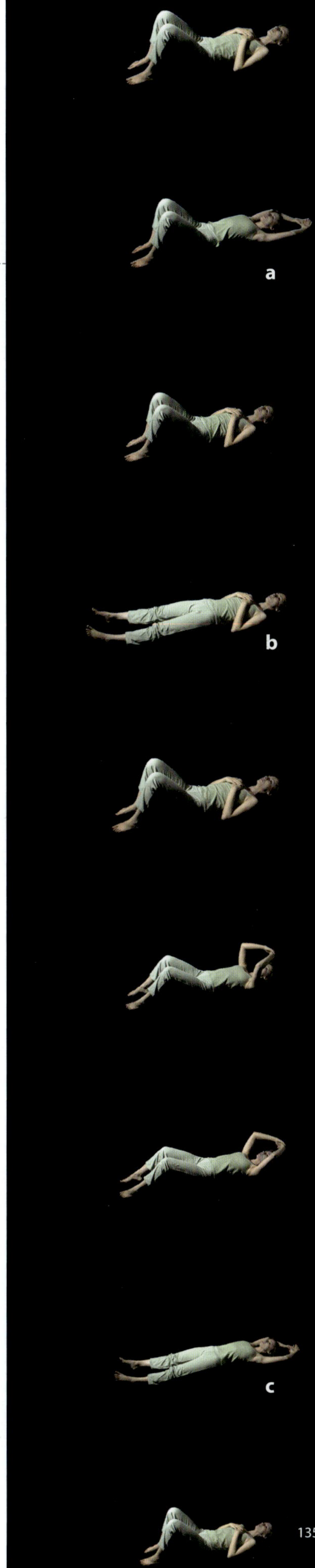

# Alongar/ contrair os abdominais

2

## Contrair os retos do abdome

### 2a

**Contrair os retos do abdome em modo visceral ("recolher").**
Permaneça na posição alongada 1c (alongar/subir) e contraia agora o reto do abdome, procurando levar o púbis em direção ao esterno e o esterno em direção ao púbis.

+

Pratique esse exercício durante uma expiração, mas sem realmente movimentar o corpo. Não "cole" a coluna no solo e, principalmente, não desça as costelas: assim o abdome retrai e a pressão sobre o períneo diminui.

Retorne à posição inicial.

### 2b

**Contrair os retos do abdome em modo esquelético, estático ("joelho").**
Reinicie o alongamento completo e a contração 2a ("subir/alongar, recolher").
Agora, durante uma *inspiração costal*, leve uma perna em direção ao abdome, flexionando o joelho. A seguir, alongue a perna ao solo durante a *expiração*.
Execute um ciclo de inspiração/expiração de repouso.
Em seguida, reinicie toda a série uma vez.

# 2c

**Continuar a contrair os retos do abdome em modo esquelético, estático ("queixo").**
Reinicie o alongamento completo e a contração 2a ("subir/alongar, recolher").
Em seguida, durante uma *inspiração costal*, erga a cabeça levando o queixo em direção ao esterno.
Repouse a cabeça no solo durante a *expiração*.
Execute mais um ciclo de inspiração/expiração de repouso.
A seguir, reinicie toda a série uma vez.

# 2d

**Contrair os retos do abdome mais intensamente em modo esquelético, estático ("braços").**
Reinicie o alongamento completo e a contração 2a ("subir/alongar, recolher").
A seguir, durante uma *inspiração costal*, eleve a cabeça e leve os braços para o alto.
Repouse a cabeça e os braços no solo durante a *expiração*.
Execute mais um ciclo de inspiração/expiração de repouso.
Em seguida, reinicie toda a série uma vez.

# 2e

**Contrair os retos do abdome mais intensamente em modo esquelético, estático ("levantar tudo").**
Reinicie o alongamento completo e a contração 2a ("subir/alongar, recolher").
A seguir, durante uma *inspiração costal*, eleve ao mesmo tempo pernas, braços e cabeça.
Repouse as pernas, a cabeça e os braços no solo durante a *expiração*.
Execute mais um ciclo de inspiração/expiração de repouso.
Em seguida, repita toda a série uma vez.

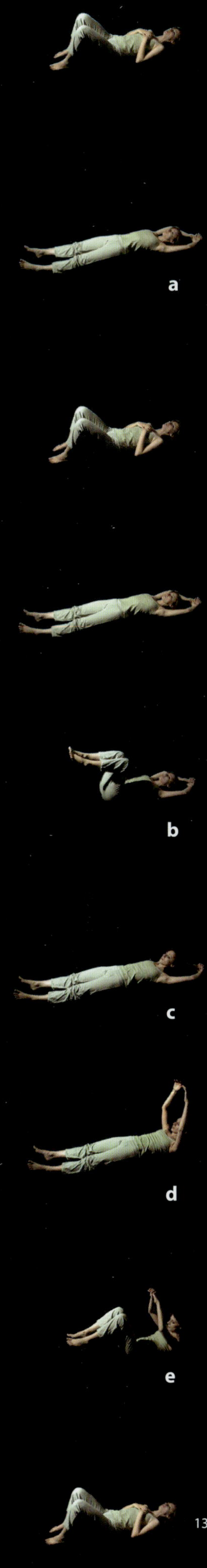

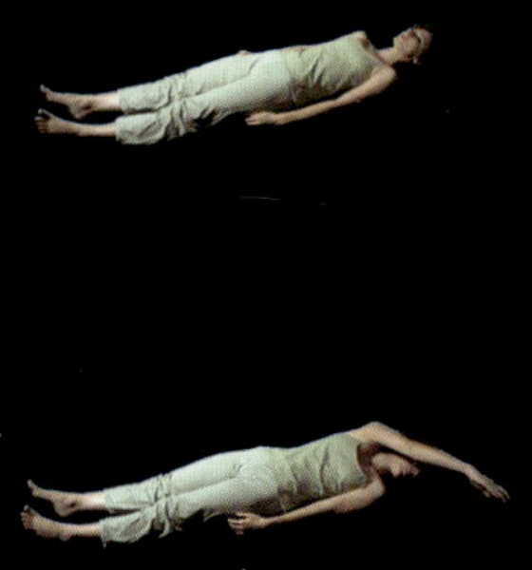

a

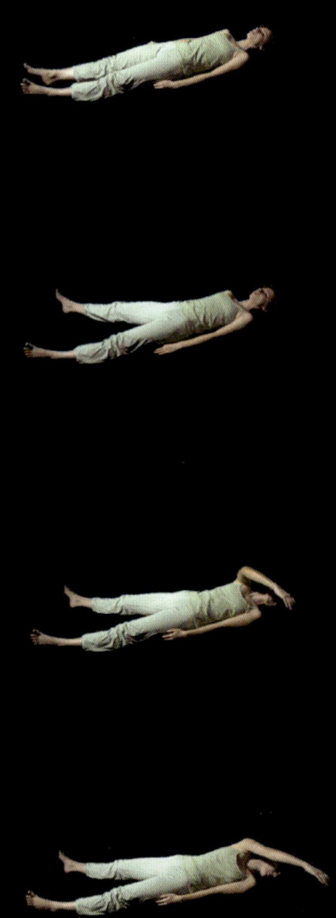

b

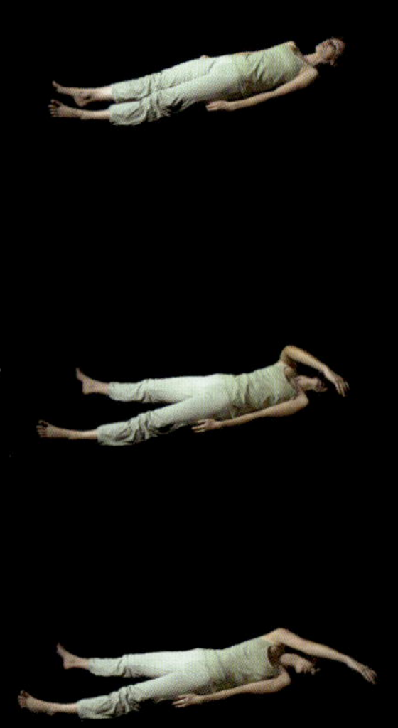

c

# 3 Alongar/ contrair os abdominais

## Alongar os oblíquos internos

Deitado de costas, braços ao longo do corpo e pernas estendidas.

### 3a

**Alongar a parte superior do oblíquo interno direito ("cruzar/subir").**
Cruze o braço direito pela frente do tórax, alongando-se para a esquerda, em diagonal na parte superior do corpo.

> + Sinta como esse movimento alonga a parte superior do oblíquo interno direito.

Retorne à posição inicial.
Execute o mesmo movimento com uma *inspiração costal*.
Retorne à posição inicial.

### 3b

**Estabilizar a parte inferior do oblíquo interno direito e alongar toda essa região ("cruzar/girar").**
Agora, afaste a perna direita mantendo-a alongada no solo, gire o pé e em seguida o quadril, em rotação lateral.

> + Sinta como esse movimento gira (levemente) a pelve no lado trabalhado. Deixe que ela gire.

Mantenha a perna direita nessa posição e repita o exercício precedente.

> + Aqui, sinta como a rotação do tronco alonga toda a região do oblíquo interno.

Retorne à posição inicial.
Execute o mesmo movimento com uma *inspiração costal*.
Retorne à posição inicial.

### 3c

**Repita a mesma série do lado esquerdo.**
Em seguida, você pode executar o exercício 3b intercalando os lados, para alternar o alongamento/contração dos dois oblíquos internos.

# 4 Alongar/ contrair os abdominais

## Contrair os oblíquos internos

### 4a

**Contrair o oblíquo interno direito em modo visceral ("recolher").**
Permaneça na posição alongada 3b ("cruzar/girar") e dessa vez contraia o oblíquo interno direito, procurando levar a escápula direita ao solo, tentando elevar o lado direito da pelve acima do solo.

+ *Pratique esse exercício durante uma expiração, mas sem realmente movimentar o corpo. Não desça as costelas. O abdome retrai e a pressão sobre o períneo diminui.*

Retorne à posição inicial.

### 4b

**Contrair o oblíquo interno direito em modo esquelético, dinâmico ("retorno").**
Reinicie o alongamento completo e a contração 4a ("cruzar/girar, recolher").
Levante a cabeça girando-a levemente para o lado esquerdo.
Agora, durante uma *inspiração costal*, recoloque efetivamente a escápula direita contra o solo, levando a cabeça de volta ao centro, e o braço direito, que descreverá um grande arco em direção ao teto antes de pousar ao lado do tronco, no solo.
Repouse a cabeça no solo durante a expiração.
Execute um ciclo de inspiração/expiração de repouso.
Em seguida, repita a série completa uma vez.
Repita 4a e 4b com o braço e a perna esquerdos.

### 4c

**A seguir, encadeie o alongamento e a contração alternando 4b entre braço/perna direitos e braço/perna esquerdos,**
para trabalhar de maneira intercalada cada oblíquo interno do abdome em alongamento e em contração.
Execute mais um ciclo de inspiração/expiração de repouso.
Em seguida, repita a série completa uma vez.

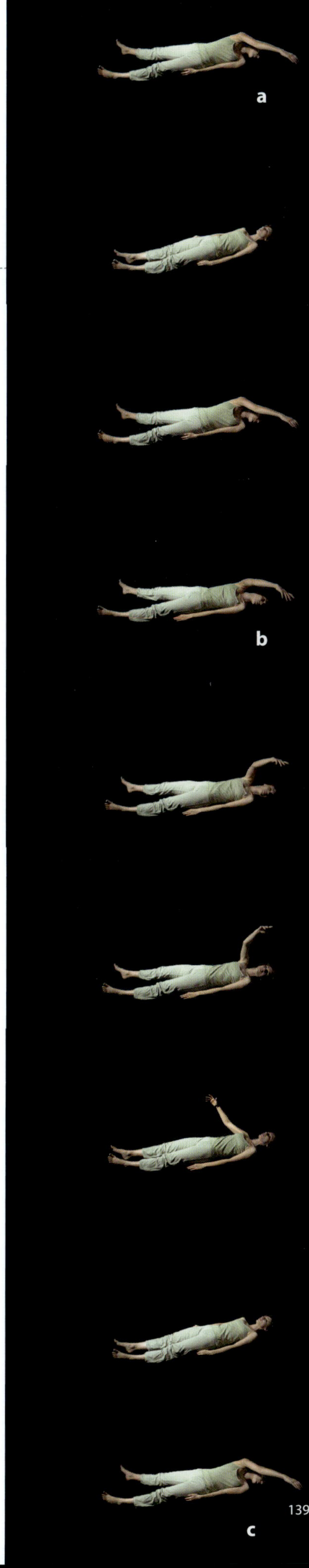

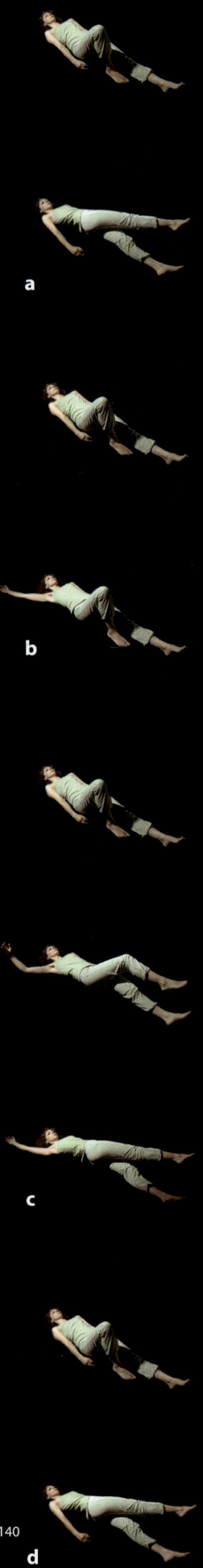

a b c d

# Alongar/ contrair os abdominais

5

## Alongar os oblíquos externos

Deitado de costas, braços ao longo do corpo, quadris, joelhos e tornozelos flexionados, e pés apoiados no solo.

### 5a

**Alongar a parte inferior do oblíquo externo direito ("cruzar a perna").**
Cruze a perna direita sobre a esquerda e alongue-a levando o pé o mais longe possível para a direita, afastando-se da pelve.

+ Sinta como esse movimento *faz a pelve girar.* Deixe-a girar. Sinta também como alonga a parte inferior do oblíquo externo direito.

Retorne à posição inicial. Execute o mesmo movimento com uma *inspiração costal*. Retorne à posição inicial.

### 5b

**Alongar a parte superior do oblíquo externo direito ("abrir o braço").**
Alongue o braço direito para cima e para o exterior do tronco.

+ Sinta como esse movimento alonga a parte superior do oblíquo externo trabalhado.

Retorne à posição inicial. Execute o mesmo movimento com uma *inspiração costal*. Retorne à posição inicial.

### 5c

**Alongar toda a região do oblíquo externo direito ("diagonal").**
Repita ao mesmo tempo os movimentos 5a e 5b, alongue o braço e a perna criando uma linha oblíqua que vai da mão até o pé. Retorne à posição inicial. Execute esse movimento com uma grande *inspiração* e abra as costelas à direita. Retorne à posição inicial.

### 5d

**Repita a mesma série do lado esquerdo.** Em seguida realize o exercício 5c ("diagonal") alternando o lado dos membros trabalhados.

+ Isso alterna os alongamentos dos dois oblíquos.

# Alongar/ contrair os abdominais

6

## Contrair os oblíquos externos

### 6a

**Contrair o oblíquo externo direito em modo visceral ("recolher").**
Permaneça na posição alongada 5c ("diagonal"). A seguir, contraia o oblíquo externo do abdome procurando levar a pelve e a escápula direita em direção ao solo.

> **+** *Pratique esse exercício durante uma expiração, mas sem realmente movimentar o corpo. Não desça as costelas. O abdome retrai e a pressão sobre o períneo diminui.*

Retorne à posição inicial.

### 6b

**Contrair o oblíquo externo direito em modo esquelético, dinâmico.**
Reinicie o alongamento completo e a contração do oblíquo externo 6a ("diagonal, recolher").
Agora, recoloque efetivamente a pelve contra o solo levando junto a perna direita, fazendo esta descrever um grande arco em direção ao teto antes de repousá-la ao lado da outra perna, no solo. Execute esse movimento durante uma *inspiração costal*.
Repouse durante a *expiração*.
Execute mais um ciclo de inspiração/expiração de repouso.
Em seguida, repita a série completa uma vez.

### 6c

**Encadeie a contração e o alongamento.**
Alterne a perna direita e a perna esquerda.

> **+** *Isso faz trabalhar cada oblíquo alternadamente em alongamento e em contração.*

Execute mais um ciclo de inspiração/expiração de repouso.
A seguir, repita a série completa uma vez.

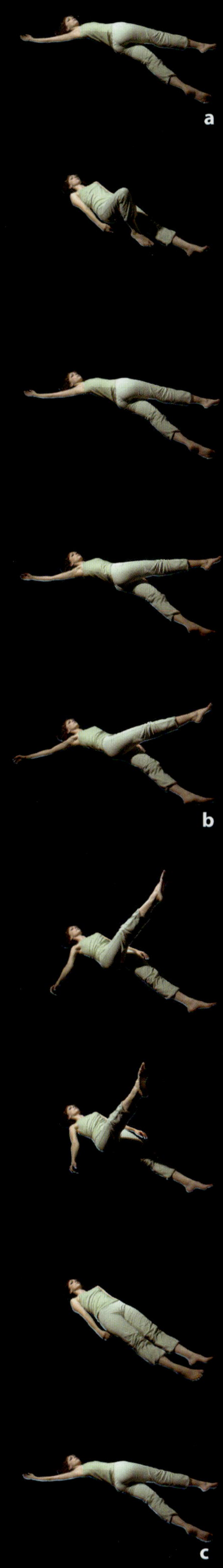

# Contrair
# os abdominais e os glúteos

7

## Contrair os oblíquos com o uso dos braços

Deitado sobre o lado esquerdo, estenda o braço esquerdo para a frente.

+ Perceba que, apoiando-se sobre o braço, você estabiliza o tronco de forma que ele não gira para a frente.

Flexione o quadril e o joelho esquerdos.

+ Perceba que, apoiando-se sobre a perna esquerda, você também estabiliza o tronco e o impede de ir para trás.

### 7a

**O braço na frente ("alongar").**
Flexione o cotovelo direito, com o braço alinhado contra o tórax.
Em seguida, alongue toda a extensão do braço direito à frente do tronco, lentamente, durante uma *inspiração costal*. Retorne à posição inicial com o cotovelo flexionado.

+ Durante esse movimento, o tórax apresenta uma tendência a "seguir" o braço. Para retê-lo, você deve contrair o oblíquo externo direito, que mantém o tórax na posição correta.

### 7b

**O braço atrás ("retorno").**
A seguir, durante uma *inspiração costal*, reinicie o exercício alongando o braço para trás do tronco, mais ou menos em paralelo ao solo.

+ Aqui, o tórax apresenta uma tendência a ir para trás. Para retê-lo, você deve contrair o oblíquo interno direito.

Retorne à posição inicial.

## 7c

**Alternância.**
Repita esse movimento várias vezes, tentando não deixar as costelas se moverem. Alterne os movimentos para a frente e para trás, procurando alcançar uma amplitude cada vez maior.

## 7d

**Contrações mais intensas.**
Em um primeiro momento, procure não levar à frente o braço esquerdo, que está apoiado no solo; procure mantê-lo ao longo do tórax, para cima, com a cabeça apoiada nele.

> + *Dessa forma, o movimento exige muito mais estabilidade por parte dos abdominais.*

Em um segundo momento, tente deixar de flexionar a perna esquerda no solo; em vez disso, procure mantê-la alinhada com a perna direita.

> + *Dessa forma, também, o movimento exige muito mais estabilidade por parte abdominais.*

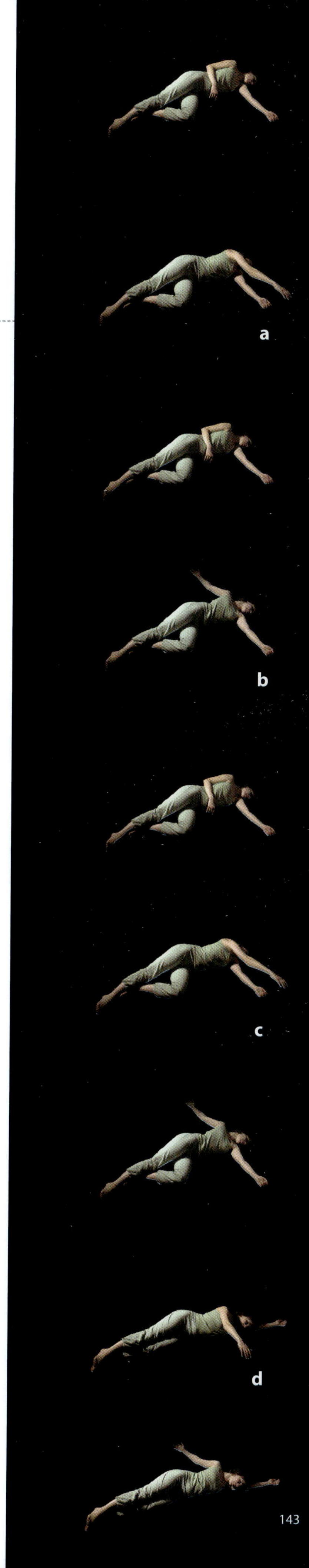

# Contrair os abdominais e os glúteos

8

## Contrair os oblíquos com o uso das pernas

### 8a

**A perna na frente ("chute").**
Retome a posição inicial 7a. Flexione então o quadril e o joelho direitos, levando o pé para perto da pelve.
Estenda a perna direita à frente do seu corpo como se fosse dar um chute.
Execute esse movimento durante uma *inspiração costal*.

+

Durante esse movimento, a pelve apresenta uma tendência a seguir a perna. Para retê-la, você deve contrair o oblíquo externo direito, que a mantém na posição correta.

Retorne à posição inicial.

# 8b

**A perna atrás ("alongar").**

Flexione novamente o quadril e o joelho direitos, levando o pé para perto da pelve. Estenda a perna para trás do tronco, mais ou menos em paralelo ao solo.

Execute esse movimento durante uma inspiração.

> Aqui, a pelve apresenta uma tendência a ir para trás. Para retê-la, você deve contrair o oblíquo interno direito.

# 8c

**Encadear as direções ("balançar").**

Repita várias vezes esse movimento, alternando na frente e atrás, tentando não deixar que a pelve se mova.

> Dessa maneira, trabalha-se alternadamente o oblíquo interno e o oblíquo externo do abdome.

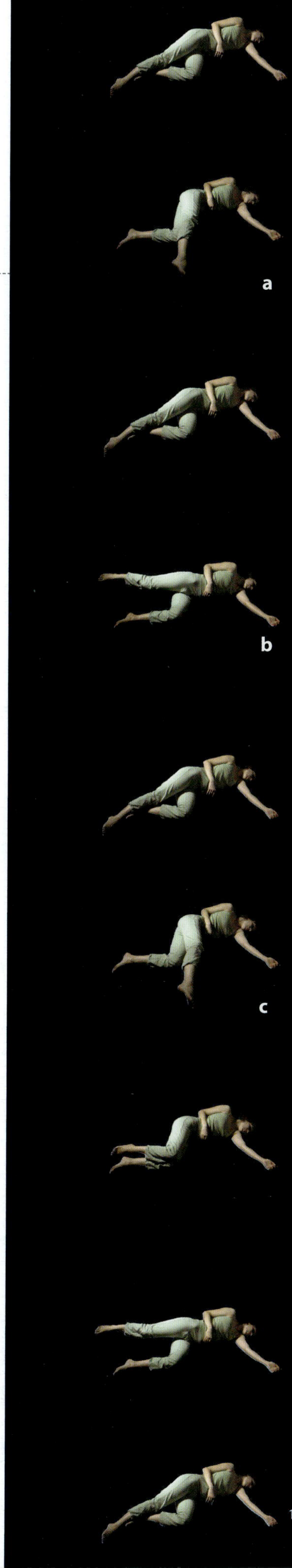

# Contrair **os abdominais e os glúteos**

9

## Contrair os oblíquos com o uso das pernas e dos braços

### 9a

**Encadear as direções e encontrar os alongamentos dos oblíquos ("balanço duplo").**
Ao mesmo tempo, leve o braço para a frente e a perna para trás.

+

Quando o braço e a perna estão completamente estendidos, sinta como esse movimento cruzado alonga o oblíquo interno do abdome e procure atingir a maior amplitude possível para aumentar o alongamento.

Em seguida, passe o braço para trás e a perna para a frente.

+

Novamente, sinta como esse movimento cruzado alonga o oblíquo externo do abdome e procure atingir a maior amplitude possível nesse alongamento.

Repita a série quatro vezes.
A seguir, repouse e repita com o braço e a perna esquerdos.

## 9b

**Encadear a totalidade dos movimentos, encontrar a alternância alongamentos/contrações.**
Evite levar à frente o braço esquerdo, que está apoiado no solo; procure mantê-lo ao longo do tórax.

> Dessa forma, o exercício exige muito mais estabilidade por parte dos oblíquos. O exercício fica mais intenso.

Em seguida, evite flexionar a perna esquerda, que está apoiada no solo; procure mantê-la alinhada ao longo da perna direita.

> Dessa forma, igualmente, o exercício exige muito mais estabilidade por parte dos oblíquos. O movimento completo alterna tempos de contrações intensas e de alongamentos.

## 9c

**Encadear os movimentos à direita e, em seguida, à esquerda.**
Repita todo o movimento 9a. Passe diretamente sobre as costas e, a seguir, sobre o lado direito para mudar de lado, sem interromper o movimento.

## 9d

**Encadear os movimentos à direita e, em seguida, à esquerda com contração dos retos do abdome.**
Repita todo o movimento 9c. Durante toda a série, mantenha a cabeça sem apoio.

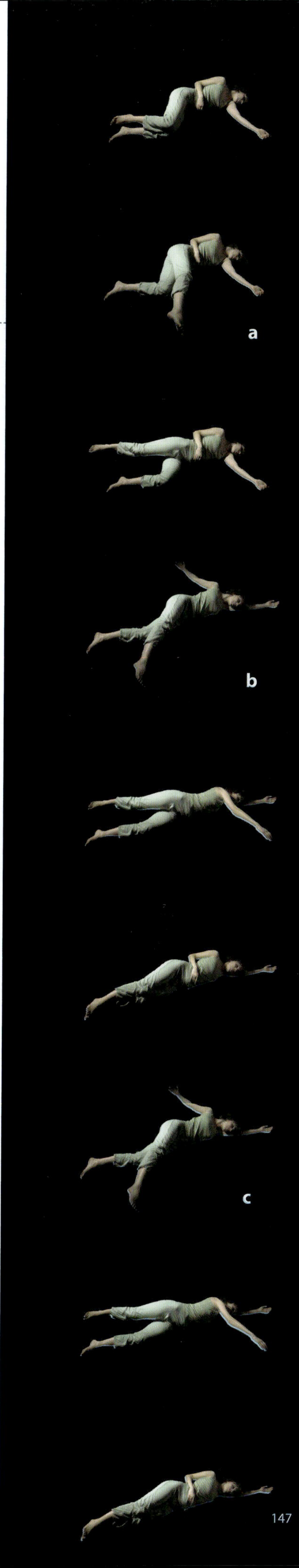

# Coordenar **todos os abdominais** 10

## O pequeno avião

> Para esse exercício, é necessário uma bola de 20 cm de diâmetro que possa ser esvaziada pela metade.

Deitado de costas, com os joelhos flexionados e os pés apoiados contra o solo.
Coloque a bola parcialmente esvaziada sob o sacro.

> O exercício possui variações de acordo com o local onde posicionamos a bola sob o corpo.

### 10a

**"Decolagem".**
Descole os pés do solo.

> Sentimos imediatamente o trabalho dos retos do abdome, inicialmente para estabilizar a pelve (impedir a sua anteversão) e, a seguir, para levá-la em direção ao abdome com as pernas flexionadas.

### 10b

**"Estabilização".**
Procure primeiramente perceber como você pode se equilibrar sobre a bola utilizando o apoio das mãos no solo.

> Isso desenvolve o trabalho dos músculos "retropulsores" dos braços, em particular latíssimos do dorso, acompanhados pelos oblíquos e pelos retos do abdome (modo estático).

Em seguida, eleve os dois braços e procure equilibrar-se unicamente com os abdominais.

## 10c

**Eventos no voo.**
Sucessivamente, acrescentamos fatores de modificação do equilíbrio.
- Estenda os dois braços na vertical e leve-os para perto do tronco. Abra lentamente os dois braços até a horizontal e, em seguida, leve-os para perto do tronco. Execute esse mesmo movimento com apenas um braço, e a seguir com o outro.
- Alongue as duas pernas na vertical e leve-as para perto do tronco. Afaste-as lentamente e depois posicione-as à sua frente. Faça esse mesmo movimento com uma só perna.
- Afaste ao mesmo tempo uma perna e o braço oposto. Volte à posição inicial. Execute esse mesmo movimento do outro lado. Leve os dois braços estendidos de um lado. Retorne ao meio.

## 10d

**"Aterrissagem".**
Afaste um pouco os pés e os joelhos.
Comece a descer os pés em direção ao solo.
Procure equilibrar a pelve sobre a bola impedindo a sua anteversão, descendo o mais lentamente possível.
O objetivo é colocar os dois pés simultaneamente sobre o solo.

**Este exercício apresenta várias vantagens:**
- Estimula o trabalho dos abdominais sem exercer pressão sobre o períneo ou sobre a parede anterior do abdome. É um exercício muito lúdico que faz trabalhar intensamente os abdominais.
- Alterna as contrações dos músculos largos entre si, e dos largos com os retos do abdome.

**Mas também apresenta inconvenientes:**
- Mantém a coluna lombar inferior retificada: deve ser desaconselhado em certos casos de lombalgia que não suportam essa retificação.
- Coloca a pelve em uma posição mais alta que o tórax e leva a massa visceral e a circulação em direção ao coração: assim como todas as posturas invertidas, esta deve ser excluída em caso de fragilidade cardíaca.

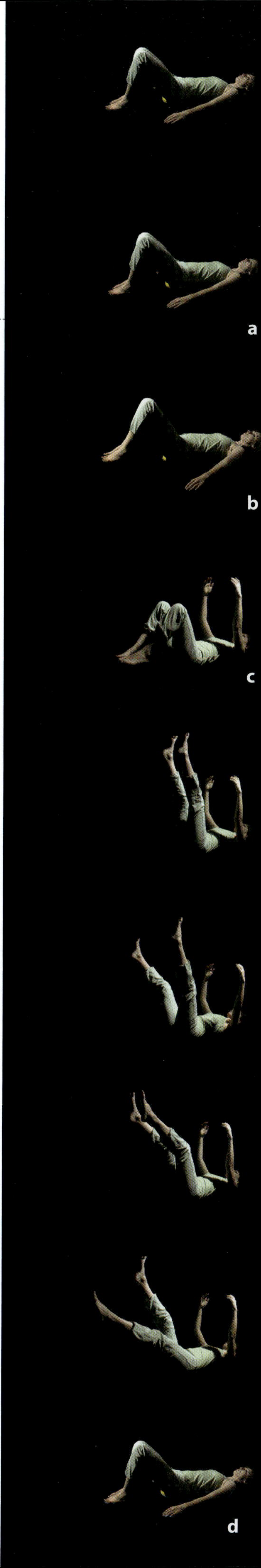

# Em pé, a fenda sagital 11

## Alongar os retos do abdome

Em pé, pés paralelos e próximos um ao outro, braços ao longo do corpo.

### 11a

**Alongar os retos do abdome com o uso dos braços ("alongamento").**
Leve os dois braços para cima, ao mesmo tempo, cruzando as mãos e alongando o máximo possível.

> +
> *Sinta como esse movimento eleva as costelas e alonga a parte superior do reto do abdome.*

Retorne à posição inicial.
Repita esse mesmo movimento durante uma *inspiração costal* profunda, em que você deixa o esterno subir.
Retorne à posição inicial.

### 11b

**Alongar o reto do abdome com o uso da perna ("pé atrás").**
Apoie-se sobre a perna esquerda e flexione o joelho. Ao mesmo tempo, faça sua perna direita ir para trás, o mais longe possível.

> +
> *Sinta como a hemipelve direita é inclinada em anteversão, e permita que essa anteversão ocorra. Sinta como esse exercício alonga a parte inferior do reto do abdome.*

Retorne à posição inicial.
Repita esse mesmo movimento durante uma *inspiração costal* profunda.
Retorne à posição inicial.

### 11c

**Alongar o reto do abdome com o uso do braço e da perna juntos ("grande fenda").**
Execute ao mesmo tempo os movimentos 11a e 11b.

> +
> *Sinta como esse movimento alonga toda a região do reto do abdome.*

Retorne à posição inicial.
Repita esse mesmo movimento durante uma *inspiração costal* profunda, na qual você permite uma grande elevação do esterno.
Retorne à posição inicial.

# Em pé, a fenda sagital 12

## Contrair os retos do abdome

### 12a

**Contrair os retos do abdome em modo visceral ("recolher").**
Permaneça na posição alongada 11c e em seguida contraia o reto do abdome como se tentasse levar o púbis em direção ao esterno.

+ *Pratique esse exercício durante uma expiração, mas sem realmente movimentar o corpo. Não desça as costelas. O abdome retrai e a pressão sobre o períneo diminui.*

Retorne à posição inicial.

### 12b

**Contrair o reto do abdome em modo esquelético, estático, com o uso da perna ("joelho/mão").**
Repita toda a sequência 12a.
Em seguida, apoie-se sobre a perna esquerda estendida e flexione o quadril direito levando o joelho direito à frente do abdome, enquanto a sua mão esquerda apoia-se sobre a face anterior do joelho, procurando descer a perna, mas mantendo-a elevada.
Faça tudo isso durante uma *inspiração costal*.
Retorne à posição inicial durante a *expiração* subsequente.
Repita todo esse movimento do outro lado.
Execute um ciclo de inspiração/expiração de repouso.
A seguir, repita a série completa uma vez.

# Em pé, a fenda cruzada 13

## Alongar os oblíquos

Em pé, pés paralelos e próximos um do outro, braços ao longo do corpo.

### 13a

**Alongar o oblíquo interno do abdome com o uso do braço ("alongamento").**
Faça o braço ir em direção ao alto cruzando-o para a esquerda e se alongando o máximo possível.

+ Sinta como esse movimento eleva as costelas e alonga a parte superior do oblíquo interno direito.

Retorne à posição inicial.
Repita esse mesmo movimento durante uma *inspiração costal* profunda, na qual você permite uma grande elevação das costelas.
Retorne à posição inicial.

### 13b

**Alongar o oblíquo interno do abdome com o uso da perna ("pé cruzado").**
Apoie-se sobre a perna esquerda e flexione o joelho. Ao mesmo tempo, faça a sua perna direita ir para trás, cruzando-a o mais longe possível atrás da perna esquerda.

+ Sinta como a hemipelve direita gira para trás e deixe que essa rotação ocorra. Isso alonga a parte inferior do oblíquo interno do abdome.

Retorne à posição inicial.
Repita esse mesmo movimento durante uma *inspiração costal* profunda.
Retorne à posição inicial.

### 13c

**Alongar o oblíquo interno do abdome com o uso do braço e da perna ("grande fenda").**
Execute ao mesmo tempo os movimentos 13a e 13b.

+ Sinta como esse movimento alonga toda a região do oblíquo interno direito.

Retorne à posição inicial.
Repita esse mesmo movimento durante uma *inspiração costal* profunda, na qual você permite uma grande elevação das costelas.
Retorne à posição inicial.

# 14 Em pé, a fenda cruzada

## Contrair os oblíquos

### 14a

**Contrair os abdominais em modo visceral ("recolher").**
Permaneça na posição alongada 13c e em seguida contraia os abdominais, como se tentasse levar o púbis em direção ao esterno.

> **+** Pratique esse exercício durante uma expiração, mas sem realmente movimentar o corpo. Não desça as costelas. O abdome retrai e a pressão sobre o períneo diminui.

Retorne à posição inicial.

### 14b

**Contrair o oblíquo interno direito em modo esquelético, estático, com o uso da perna ("joelho/mão").**
Repita toda a sequência 14a.
Em seguida, apoie-se sobre a perna esquerda estendida e flexione o quadril direito levando o joelho direito à frente do abdome, enquanto a sua mão esquerda apoia-se sobre as faces anterior e medial do joelho, procurando descer a perna, mas mantendo-a elevada.
Faça tudo isso durante uma *inspiração costal*.
Retorne à posição inicial durante a *expiração* subsequente.
Repita todo esse movimento do outro lado.
Execute um ciclo de inspiração/expiração de repouso e, a seguir, repita a série completa uma vez.

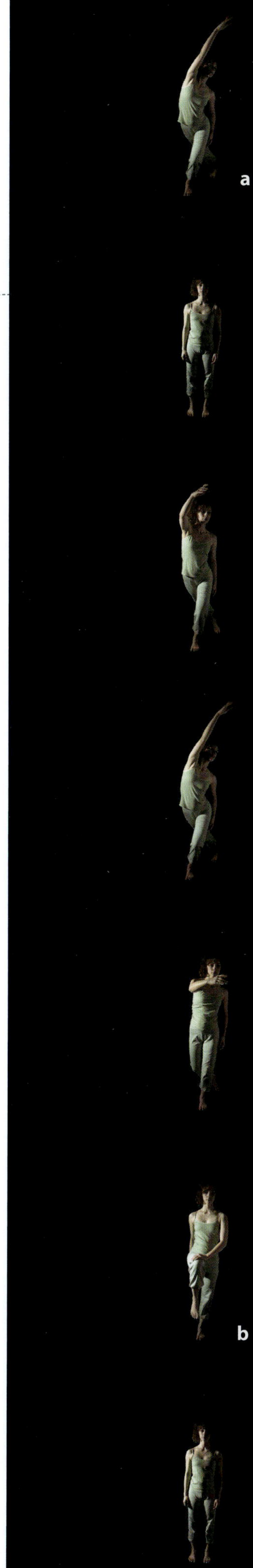

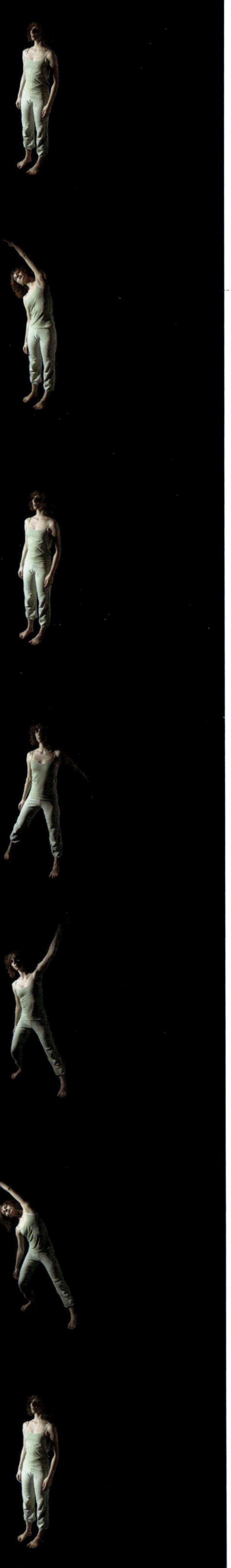

# Em pé, a fenda lateral 15

## Alongar os oblíquos

Em pé, pés paralelos e próximos um do outro, braços ao longo do corpo.

### 15a

**Alongar os oblíquos do lado direito com o uso do braço ("alongamento").**
Eleve o braço direito para a direita e para o alto, formando um grande arco acima da cabeça.
Deixe o tronco inclinar do lado esquerdo.

> **+** Sinta como esse movimento eleva as costelas do lado direito e alonga os oblíquos entre as costelas e a parte superior da pelve.

Retorne à posição inicial.
Repita esse mesmo movimento durante uma *inspiração costal* profunda, na qual você permite uma grande elevação das costelas.
Retorne à posição inicial.

### 15b

**Alongar os oblíquos com o uso do braço e da perna oposta ("grande fenda").**
Ao mesmo tempo, apoie-se sobre a perna esquerda flexionando o joelho. A perna direita fica alongada na lateral.

> **+** Esse movimento permite uma maior inclinação lateral do tronco.
> Sinta como essa variação proporciona um maior alongamento dos oblíquos.

Retorne à posição inicial.
Repita esse mesmo movimento durante uma *inspiração costal* profunda.
Retorne à posição inicial.

# Em pé, a fenda lateral 16

## Contrair os oblíquos

### 16a

**Contrair os abdominais em modo visceral ("recolher").**
Permaneça na posição alongada 15b e a seguir contraia os abdominais como se tentasse levar o púbis em direção ao esterno e as costelas direitas em direção à pelve.

+

*Pratique esse exercício durante uma expiração, mas sem realmente movimentar o corpo. Não desça as costelas. O abdome retrai e a pressão sobre o períneo diminui.*

Retorne à posição inicial.

### 16b

**Contrair o reto do abdome em modo esquelético, estático, com o uso da perna ("joelho/mão").**
Repita toda a sequência 16a.
Em seguida, posicione-se apoiado sobre a perna esquerda e flexione o quadril direito levando o joelho à frente do abdome, enquanto sua mão esquerda se apoia sobre a face anterior do joelho, procurando descer a perna, mas mantendo-a elevada.
Faça isso durante uma *inspiração costal*.
Retorne à posição inicial durante a *expiração* subsequente.
Repita todo esse movimento do outro lado.
Execute um ciclo de inspiração/expiração de repouso e, a seguir, repita a série completa uma vez.

# Em conclusão,
## o que deve ser lembrado

### Abdominais e abdome plano: as falsas evidências

Os exercícios abdominais nem sempre desenvolvem um abdome plano

Certos exercícios abdominais provocam protrusão do abdome (p. 52-53)

Podemos muito bem retrair o abdome sem contrair os músculos abdominais (p. 54)

Certos abdominais afinam a cintura, mas não definem o abdome (p. 55)

Não é bom manter o abdome sempre plano (p. 56-57)

Ter um abdome plano não depende apenas da realização de exercícios abdominais (p. 59-63)

Para ter um abdome plano, é necessário trabalhar de uma maneira específica (p. 65-69)

## Quais são os riscos ligados aos abdominais?

Riscos para o períneo (p. 82, 101, 113)

Riscos para a parede abdominal, por exemplo, as hérnias (p. 80)

Riscos para os discos intervertebrais lombares e dorsais (p. 84, 86, 96, 102, 108)

Riscos para os discos intervertebrais cervicais (p. 88)

## Instruções para obter um abdome plano

Alternar as contrações e os alongamentos dos músculos abdominais (p. 65)

Alternar as contrações dos músculos largos entre si (p. 66)

Alternar as contrações dos músculos largos e dos retos do abdome (p. 67)

Coordenar os músculos abdominais entre si, em uma determinada direção de ação (p. 68)

Coordenar os exercícios abdominais com a respiração (p. 69)

# O método
# **Abdominais sem riscos©**

## Prática

Caso você tenha interesse em realizar um curso de abdominais segundo o método *Abdominais sem riscos©*, consulte o site: www.calais-germain.com

## Aperfeiçoamento

Um estágio de 30 horas lhe permitirá ir além do conhecimento teórico sobre os abdominais.

**Principais temas:**
- Apresentação anatômica dos músculos abdominais
- Papel de cada músculo sobre o esqueleto e sobre o abdome
- Análise dos exercícios clássicos abdominais por meio da elevação do tronco e das pernas
- Os músculos abdominais e dorsais
- Os músculos abdominais e a respiração
- Os músculos abdominais e o períneo
- Exercícios iniciais do método *Abdominais sem riscos©*
- Condições patológicas: hérnias, discopatias, prolapso

## O ensino do método *Abdominais sem riscos©*

Um curso de 60 horas também permitirá o aprendizado de como ensinar esses exercícios.

**Prática**
Repertório completo do método *Abdominais sem riscos©*:
- exercícios de alongamento no solo;
- exercícios em pé;
- exercícios na posição sentada;
- o "pequeno avião".

Análise anatômica de cada exercício.
Análise pedagógica de cada exercício, com detalhes de como executá-los.
Variações de respiração de acordo com cada exercício.
Procedimentos para circunstâncias específicas.
Critérios para o sequenciamento de certos exercícios de acordo com o nível.

**Teoria**
Ganhos anatômicos sobre a caixa visceral e a coluna.
Critérios para o sequenciamento de certos exercícios de acordo com o nível.
Ganhos adicionais sobre condições patológicas frequentemente encontradas em aulas de ginástica em grupo.
Aplicação dos exercícios em diferentes condições patológicas.

**Teste de conhecimento**
Prova individual escrita.
Proposta de ensino feita pelos alunos, com feedback crítico.
Discussões em grupo.

## Conclusão de curso

Possibilidade de obtenção de certificado para o ensino do método *Abdominais sem riscos©*.

*Para mais informações, acesse: www.calais-germain.com*
*[disponível em francês, inglês e espanhol]*

# Referências bibliográficas


## Obras da Blandine Calais-Germain

*Anatomia para o movimento – vol. 1: introdução à análise das técnicas corporais*. Editora Manole, 2010.
*Anatomia para o movimento – vol. 2: bases de exercícios*. Editora Manole, 2010.
*O períneo feminino e o parto*. Editora Manole, 2005.
*Respiração: Anatomia – ato respiratório*. Editora Manole, 2005.
*Pilates sem riscos: os riscos mais comuns e como evitá-los*. Editora Manole, 2012.

## Sugestões de leitura

Clemente, CDL: *Anatomy: A regional atlas of the human body*. Lippincott Williams&Wilkins, 2010.
Dolto, B: *Le corps entre les mains*. Vuibert, 2006.
Kapandji, IA: *Physiologie articulaire, 3 vol.*, Maloine, 1999.
Kendall, FP et al.: *Músculos: provas e funções*. Editora Manole, 2007.
Marieb, EN: *Anatomie et phisiologie humaine*. De Boeck, 1999.
Netter, FH: *Atlas d'anatomie humaine*. Masson, 2011.
Rouvière, H: *Anatomie humaine descriptive et functionelle, 3 vol., topographique*. Masson, 2002.
Vigué, J: *Grande atlas do corpo humano*. Editora Manole, 2007.

**Ilustrações**
Blandine Calais-Germain

**Consultor editorial**
Bertrand Raison

**Projeto gráfico**
Lauriane Tiberghien